T0246737

Sex Code

SERGIO FOSELA

SEX CODE
femenino

Guía sobre las necesidades
eróticas de la mujer

Editorial Arcopress • Sociedad actual
Edición: Ana Belén Valverde Elices
Diseño y maquetación: Rosa García Perea
Corrección: Helena Montane
Síguenos en @Arcopresslibros

Editorial Almuzara
Parque Logístico de Córdoba. Ctra. Palma del Río, km 4
C/8, Nave L2, nº 3. 14005 - Córdoba

Imprime: Gráficas La Paz
ISBN: 978-84-11312-44-8
Depósito Legal: CO-2060-2022
Hecho e impreso en España - *Made and printed in Spain*

«¿Cuántas veces preferimos el pensamiento general al pensamiento propio porque es más fácil seguir la corriente que nuestros propios deseos?»

Índice

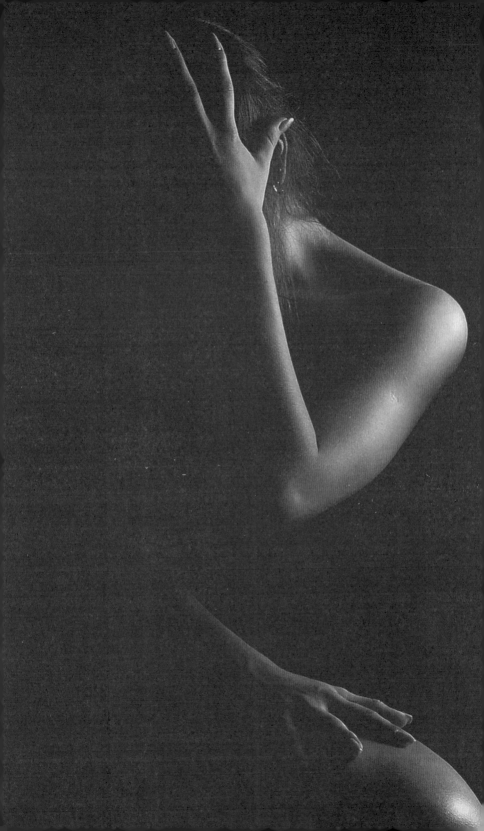

Prólogo

L a sexualidad humana es un regalo de la naturaleza. Algo que, como frase, habremos oído infinidad de veces, pero que a lo largo y ancho de la historia de la humanidad no parece que se haya aplicado en su sentido literal: regalo. ¿Cuántas culturas o sociedades se han encargado de dotar a la sexualidad de unas cualidades tan buenas como nocivas? ¿Por qué llevamos el peso de la culpa cuando abordamos la sexualidad, el peso de la ignorancia, de la falta de libertad, de la vergüenza? ¿Por qué hemos creado arquetipos sobre la sexualidad que nos limitan y nos impiden gozar de ese regalo? El misterio de la vida está encerrado en nuestro mundo erótico y suele funcionar a las mil maravillas. La perpetuación de la especie está asegurada (al menos a día de hoy), pero ¿qué pasa cuando queremos desplegar ese mundo erótico sin la finalidad de tener hijos, solo por el mero hecho de disfrutar y hacer uso de todo lo que ofrece nuestra sexualidad? Aquí viene el mambo: aparecen los prejuicios, los miedos, lo que me contaron, las interpretaciones, tabúes ancestrales que, aún hoy, tienen vigencia y un sinfín de preguntas sobre lo que está bien o mal sentir, hacer o experimentar.

En la sexualidad femenina está el culmen de todo ese amasijo de complejos que nos trae la historia. La mujer duda de su propia sexualidad, se cuestiona, siente presión y vergüenza y, aunque quiere liberarse del peso que arrastra, no sabe muy bien cómo abordar el trabajo. En este libro, Sergio Fosela hace una recopilación de situaciones cotidianas que se presentan, no solo en una consulta a nivel íntimo, sino en lo cotidiano de nuestro día a día. ¿Quién no ha sido testigo de la brutal revolución que supusieron, hace un par de años, los estimuladores de clítoris, que se llegaron a regalar como detalle navideño en las empresas, que pusieron en el mapa la masturbación femenina y que atrajeron al hombre hacia el debate del placer femenino, reivindicándolo y naturalizándolo? Ese es el trabajo que, como sociedad avanzada, tenemos que llevar a cabo.

El cambio del paradigma sexual femenino está llegando a pasos agigantados, pero necesita de una exhaustiva limpieza previa, para instalar los nuevos conceptos. Todos esos complejos e ideas preconcebidas que arrastramos de siglos atrás siguen entorpeciendo la expresión sana de la sexualidad femenina y no basta con regalar vibradores para que eso cambie. Tenemos que cambiar la raíz de nuestras creencias limitadas y limitantes y reformularlas, ponerlas en duda y hacer un trabajo de psicoeducación que proporcione nuevos asideros a los que agarrarse.

Y podemos comenzar contestando preguntas. Así de sencillo. Resolviendo dudas. Desmontando mitos y tabúes que heredamos de los nuestros y que tienen que quedar enterrados para que nosotr@s no los traslademos a las nuevas generaciones. Porque la sexualidad es un regalo, regalazo de la naturaleza. ¿Sabías que el clítoris es el único órgano del cuerpo humano que tiene una única finalidad y es la de proporcionar placer? Ni más ni menos. El poder de la sexualidad femenina es incontestable y, sin embargo, nos parece absolutamente natural que infinidad de mujeres no tengan orgasmos durante años de relaciones sexuales, aceptando esa realidad como algo natural en nuestras vidas. ¡Pero si tienes clítoris, mujer! ¿Cómo no vas a sentir placer? ¿Cómo te limitas tantísimo a ti misma que no eres capaz de explorarte y amarte y darte lo que es genuinamente tuyo y para ti en exclusiva?

Mírate a un espejo y observa tu enorme potencial. Ahí abajo, entre las piernas, se encuentra tu fuente de femineidad, de poder, de placer, tu poderío para dar vida si tú quieres. Ahí se encuentra la energía sexual, que es la más poderosa del universo, la energía del Eros en su máxima expresión, la energía del amor y de la vida.

LORENA BERDÚN

Introducción

Se han escrito tantos libros sobre sexualidad femenina que resulta difícil esperar que se pueda decir algo nuevo. Sin embargo, en este libro quiero ofrecer una visión diferente. Un enfoque del trabajo de la sexualidad basado en la erótica, en la subjetividad y en la diversidad.

Porque sí. Porque aún se siguen tratando las dificultades eróticas como patologías. Como si la persona estuviera enferma cuando algo no funciona bien (disfunción sexual). Como si solo hubiera una única manera de ser y funcionar y, ni se tienen en cuenta otros factores —que necesitan actualizarse con urgencia—, ni hay un planteamiento de que simplemente respondemos de manera distinta según nuestra historia, aprendizaje y vivencias sexuales. Lo que a su vez influirá en experiencias futuras dando lugar a posibles dificultades.

La diversidad sexual es tan amplia como personas existen. Y sentir de otra manera o ser diferente a la mayoría y/o a la norma social —lo que nos dicen qué es normal y qué no— no significa que esté mal o sea raro. De hecho, dependiendo de cada sociedad, esa normatividad cambia. Quienes habéis podido hablar con vuestras abuelas y tenéis cierta edad, sabréis que mostrar piel desnuda por encima de las rodillas se consideraba «indecoroso» y que los hombres se llegaban a excitar con la sola visualización de unos tobillos. Sin embargo, un hombre podía enseñar las piernas enteras sin que se montara un escándalo. Y de esto no hace demasiado tiempo. Casi lo mismo que ocurre ahora con unas tetas. Con los pezones femeninos para ser más exactos. Lo que nos indica que «lo normal» en el sexo, la erótica o cualquier otra esfera, depende de la mirada aprendida, de las creencias impuestas pero sobre todo de la cultura de esa sociedad. Y tenemos ejemplos a la inversa: hasta hace no mucho, dar de mamar en la calle o en lugares públicos era visto con mucha naturalidad y, por desgracia, en la actualidad, es un hecho que molesta a muchas personas y que se condena como obsceno y de mal gusto.

Por eso, y en comparación con hace unos años, hoy en día muchas de las dificultades eróticas que nos encontramos en consulta los profesionales vienen de mitos, prejuicios y presiones sociales más que de un problema orgánico o psicológico. Y una creencia errónea que nos condiciona no es una patología. Muchas de ellas se solucionan tan solo con información y conocimiento veraz sobre la sexualidad.

La sexualidad en general ha sido construida alrededor de creencias limitantes, pero la de la mujer, además, ha sido castrada, reprimida y negada a lo largo de los siglos. Y cuando se consigue superar una de esas creencias, aparecen dos más, impidiendo un camino fácil y natural hacia el placer.

Y eso es lo que las mujeres que acuden a consulta reclaman: aprender a disfrutar sin represiones ni frustraciones. Aprender a erotizarse. A vivir su placer de forma libre y sin culpas. A desprenderse de la vergüenza por sentir y el miedo al qué dirán. A permitirse sensualizarse y sentir placer sin límites. ¿De qué sirve resolver la anorgasmia en consulta a base de recomendar masturbarse con vibradores y succionadores famosos que solo «sacan» orgasmos? ¿De qué sirve que una mujer conozca cómo es un orgasmo si no se le enseña cómo puede llegar a él, cómo puede reconocerlo y sentirlo cuando desee pero sobre todo, no toma conciencia de qué creencias y mitos le impedían llegar a él? Y como este ejemplo, otros muchos.

Porque es increíble la cantidad de mujeres que aún desconocen su anatomía genital. La cantidad de ellas que no se han visto la vulva o las que ni siquiera saben localizarse el clítoris. Y no hablo solo de mujeres mayores, que podría cuadrarnos más aunque siga siendo increíble. Hablo de mujeres jóvenes. De mujeres de todas las edades. O mujeres que nunca se han tocado. O las que nunca se han introducido un dedo en la vagina para explorársela o curiosear qué se siente. Y cuántas mujeres hay todavía que no saben qué es lo que les gusta que les hagan cuando están con otra persona, qué las lleva a una gran excitación y cómo disfrutar en pareja. Muchas mujeres que son expertas complacientes pero que no saben recibir placer.

Por eso este libro pretende hablar, destripar y dar luz a esas creencias que limitan la sexualidad y el placer. Desmenuzar esos mitos que generan culpa y vergüenza ante el sexo. De los miedos y fantasmas que impiden vivir la sexualidad con plenitud y que hacen de barrera del placer. También se podrán encontrar ejercicios prácticos en alguno de estos capítulos y reflexiones para ayudar a cuestionar esas creencias y, ya sea una misma o con ayuda profesional, superarlas, cambiarlas y mejorar.

Pero hay que tener en cuenta que las técnicas descritas en este libro no pretenden ser una alternativa o sustitución de un tratamiento médico, psicológico o sexológico profesional. Cada capítulo descrito en este libro se muestra como una vía de autoconocimiento y exploración. Si cualquier lectora está sufriendo algún problema, disfunción o dificultad de origen físico, mental o emocional, deberá consultar a un profesional médico, psicólogo, sexólogo o terapeuta capacitado.

La idea de este libro es cuestionar algunos comportamientos, creencias y actitudes ante las relaciones sexuales para que cada persona pueda replantearse su propia sexualidad si así lo considera. Este libro no trata de categorizar con sus teorías, ni tan siquiera pretende tener la razón. Tan solo muestra una visión a la parte más subjetiva de la sexualidad a través de la experiencia de muchos años de trabajo de campo, donde se invita a la lectora a cuestionar cada frase y a identificarse solo con lo que le resuene. Se pretende despertar la conciencia y enseñar que hay otros caminos y soluciones, siempre que una misma emprenda esa búsqueda.

Por último, aunque el tono de este libro pretende siempre ser inclusivo, podrá detectarse un inevitable sesgo cisgénero al referirse a dificultades reales vistas en consulta y en la experiencia clínica de varios años. Pero cualquier capítulo y dificultad tratada a lo largo del libro no sirve solo a mujeres heterosexuales o lesbianas. Porque al final, todos somos personas que nos relacionamos, sentimos y disfrutamos sin importar género ni orientación. Y las herramientas y consejos que aquí se comparten, son válidos para cualquiera.

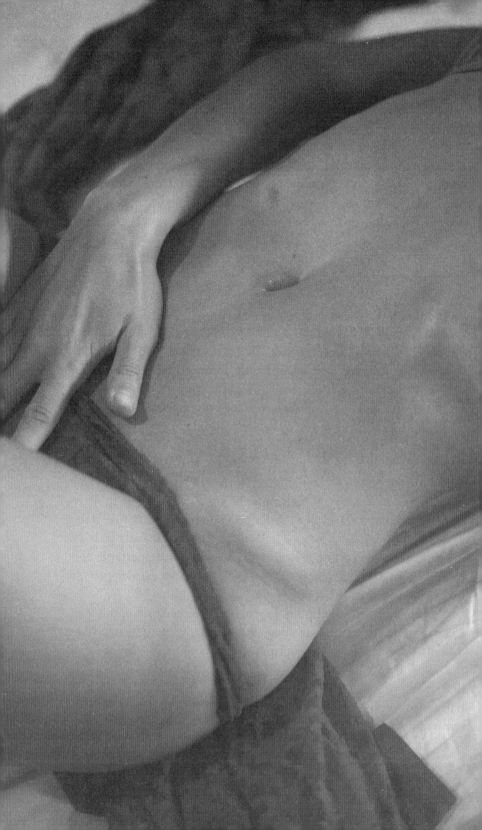

1

¿Qué es el orgasmo y cómo se produce?

Antes de meternos en harina, me gustaría explicar qué es el orgasmo y cómo se produce. Porque al final, por mucho que nos digan que el orgasmo no es importante, que el orgasmo si llega está bien, pero que si no se alcanza no pasa nada y que lo importante es disfrutar, es mentira.

El orgasmo no es importante si no se alcanza un día cuando logramos tener orgasmos casi siempre y cada vez que queramos. Pero cuando no lo obtenemos por norma, el orgasmo se convierte en un objetivo, en casi una obsesión. Porque no tener orgasmos hace sentir a esa persona rara, distinta. Hace tener la sensación de estar rota. Así que sí, el orgasmo es importante. Y por eso creo que es importante, también, conocerlo fisiológicamente al menos. Porque los siguientes datos nos ayudarán a comprender mejor el resto de los capítulos donde se hable de orgasmo.

«He aprendido que tengo la capacidad de tener orgasmos, que son míos, que son de diferentes "colores". Si tuviera que resumirlo en una palabra sería "poder". Me siento más poderosa».
P. M. 35 años.

El orgasmo es ampliamente considerado como la cúspide de la excitación sexual. Es un sentimiento y una sensación poderosa de placer que incluye una descarga de tensión erótica acumulada, tanto física como emocional. Pero no existe una definición exacta ni unánime. Porque abarca tantas esferas (biológica, neurológica, psicológica, social...) que se hace imposible definirlo. Es por completo subjetivo. De hecho, cada profesional lo ha descrito según el campo en el que trabaja o del que viene. Pero sí que todas esas definiciones tienen un denominador común: el placer intenso. Y si preguntas a la gente de a pie, como hice yo una vez en mi cuenta de Instagram, la mayoría de las descripciones eran abstractas y muy diferentes unas de otras.

Así que centrémonos en cómo funciona. El órgano que tiene el control absoluto sobre la presencia o ausencia de un orgasmo es el cerebro. Y su fiel escudero es el sistema nervioso: sin el envío de los impulsos nerviosos a la médula espinal y al cerebro no existirían los orgasmos. Así que podemos decir que un orgasmo es una respuesta cerebral ante un estímulo en una zona erógena, y dependiendo tanto del estímulo como de la zona, va a producir en la persona distintos efectos.

Los nervios con más protagonismo en la transferencia nerviosa del orgasmo son:

—Hipogástrico: envía señales desde el útero en las mujeres y desde la próstata en los hombres.

—Pudendo: genera señales nerviosas que surgen en el clítoris, labios internos, introito y ano en las mujeres y en el escroto, pene y ano en los hombres.

—Pélvico: envía señales nerviosas desde la vagina.

—Vago: transmite la información desde el cuello del útero, el útero y la vagina al cerebro.

El pudendo: transmite la información a la espina dorsal. De ahí a la médula espinal y en su trazo ascendente llega al cerebro.

Por otro lado, durante el orgasmo, se activa el sistema nervioso autónomo —que enciende el deseo sexual— y tanto el Sistema Nervioso Parasimpático como el Sistema Nervioso Simpático permiten experimentar el placer a todos los niveles. Hay que tener en cuenta que una hiperactivación del sistema nervioso simpático —miedo, ansiedad, angustia, estrés, etc.—, impediría la llegada de sangre a la zona genital, activaría la amígdala y no se sentiría ni la excitación ni placer alguno.

DATOS RÁPIDOS SOBRE LOS ORGASMOS

—El orgasmo es un reflejo y se aprende.

—La respuesta aprendida es totalmente subjetiva.

—Cómo se siente depende de la respuesta emocional y psicológica.

—No hay una forma correcta de sentir un orgasmo. Cada uno puede ser diferente en intensidad y duración.

—El orgasmo es una responsabilidad individual.

—Los orgasmos tienen múltiples beneficios potenciales para la salud debido a las hormonas y otros químicos que el cuerpo libera durante este proceso.

—Los orgasmos no ocurren solo durante la estimulación sexual.

—Todas las personas —sin importar el sexo, género, orientación, etc.— pueden experimentar trastornos orgásmicos.

—Las personas trans pueden tener orgasmos después de una cirugía de reasignación de género.

¿Cómo se produce y qué ocurre en el cerebro durante el orgasmo?

En la fase de estimulación sexual y física y en el momento del clímax se activan numerosas áreas y estructuras cerebrales. Estas, al ser bombardeadas de estímulos nerviosos procedentes de la zona genital, estimulan el circuito de recompensa del cerebro y son las responsables de que experimentemos el orgasmo con todo lo que implica.

Circuito cerebral del placer

Cuando comienza la excitación, el cerebro empieza a enviar sangre a los órganos sexuales. Es un reflejo de la estimulación sexual física y psicológica.

Poco a poco, se va incrementando la frecuencia cardíaca y respiratoria en ambos géneros. En este caso, ya en la fase meseta, hay predominio de la actividad simpática, que va produciendo importantes y parecidos cambios fisiológicos en mujeres y hombres.

Paralelamente, las terminaciones nerviosas de las zonas genitales y de otras partes del cuerpo van enviando señales al circuito cerebral del placer. También conocido como circuito de recompensa, este mecanismo es el encargado de catalogar de placentera o motivante una conducta. Por lo tanto, si nuestra educación o nuestras creencias han sido castrantes, limitantes y represoras, podríamos percibir un estímulo como negativo, doloroso o displacentero. Y en lugar de crear una motivación hacia la actividad sexual, se generaría un rechazo.

Activación de otras áreas cerebrales

Además del circuito de recompensa, mediante un escáner, los científicos han observado cómo actúan determinadas áreas del cerebro durante el orgasmo. Gracias a estas investigaciones, que han durado más de 30 años, se ha revelado que la actividad cerebral es muy similar en ambos géneros y que no existen diferencias significativas en la respuesta sexual.

Así, en ambos casos, se produce una inhibición de la corteza orbitofrontal lateral, la parte del cerebro encargada de los procesos de la razón y el control. De esa manera, el cerebro durante el orgasmo apaga por completo esta zona. Y para que se dé ese apagón, se necesita un estado de confianza y seguridad del que hablaremos más adelante. Pero en la mujer se pausan muchas más áreas cerebrales que en el hombre permanecen activas. Esto podría explicar la diferencia en la duración de esa intensidad de placer máximo entre géneros. En ellas, se activa también la sustancia gris central, que activa la respuesta de lucha o huida, que podría explicar la razón por la que algunos mamíferos necesiten inmovilizar a la hembra por el cuello y por la que algunas mujeres sienten excitación cuando las atan —como mediante el *shibari*, por ejemplo— o cuando las agarran del cuello durante las relaciones sexuales. También se estimula el córtex, involucrado en el dolor, lo que podría sugerir una conexión existente entre esta sensación y el placer y explicar por qué a algunas mujeres les atraen las prácticas donde se genera dolor: mordiscos, azotes, tirones de pelo, etc.

Por otro lado, un estudio de Holstege, ha descubierto la zona exacta del cerebro que controla el orgasmo. El tegmento pontino dorsolateral, en el tallo cerebral. La investigación concluye con que es el responsable de la eyaculación y el orgasmo, sin diferencias entre sexos —porque sabías que la mujer también eyacula, ¿no?—.

REACCIONES FISIOLÓGICAS DE LA RESPUESTA SEXUAL EN LA FASE DEL ORGASMO

La respuesta fisiológica del orgasmo es la frontera entre la excitación y la resolución. Son los picos máximos de una y otra fase. Y se puede saber si ha habido un orgasmo tan solo observando estos cambios:

—Enrojecimiento de distintas partes del cuerpo (pecho y escote) y la cara (mejillas y orejas).

—Congestión pélvica e inmediatamente después, descongestión.

—Musculatura tensa e inmediatamente después, relajación.

—Aumento de la respiración y tasa cardíaca e inmediatamente después, respiración lenta y profunda. Ensanchamiento de las aletas nasales.

—Erección de pezones (esto ocurre justo en el momento del orgasmo sin que haya estímulo directo).

—Engrosamiento de los labios externos e internos.

—Engrosamiento del pene y relajación después. Bombeo en algunos casos inmediatamente antes o inmediatamente después.

—Elevación de los testículos y tensión del escroto al máximo (y descenso inmediatamente después).

Independientemente del «tipo» de orgasmo, de la fuente de excitación y de la estimulación realizada, la respuesta fisiológica del orgasmo es la misma siempre. Sin embargo, la satisfacción es más subjetiva y está más unida a factores como la relación afectiva, emocional, seguridad y confianza en el momento del orgasmo.

Dependiendo del área genital estimulada, al producirse el orgasmo se van a dar unas contracciones musculares u otras:

—Clítoris, vulva, pene, testículos: contracciones del músculo pubococcígeo y perianal. En el caso de los hombres, también se contrae la glándula prostática. En el de las mujeres, contracciones vaginales.

—Punto G: contracciones músculo pubococcígeo, contracciones vaginales y contracciones uterinas.

—Orgasmo cérvico-uterino: contracciones uterinas principalmente.

En la mujer, las contracciones rítmicas se suceden aproximadamente cada 0.8 segundos. El orgasmo femenino comúnmente dura más que el masculino en un promedio de entre 10 a 30 segundos. A diferencia de los hombres, la mayoría de las mujeres no tienen un período refractario —de recuperación— y, por lo tanto, pueden tener orgasmos adicionales si se las estimula de nuevo. Aunque también hay hombres que no tienen período refractario y mujeres que necesitan una recuperación como los hombres de varias horas e incluso un día.

En el hombre, las contracciones en los músculos del suelo pélvico y la glándula prostática hacen que el semen sea expulsado del pene en un proceso llamado eyaculación. El orgasmo masculino promedio dura de 3 a 10 segundos.

«TIPOS» DE ORGASMOS

Ya sabemos que orgasmos solo hay uno, el que se da en el cerebro. Que cuando decimos orgasmo de clítoris, orgasmo vaginal, de pezones, prostático, testículos, etc., lo que estamos definiendo en realidad es la zona estimulada por la cual se desencadena el orgasmo. Lo que ocurre es que es muy largo decir: «orgasmo por estimulación de clítoris» u «orgasmo por estimulación del punto G y del cuello uterino». Así que debemos considerarlos como etiquetas. Como formas de describir de dónde viene el orgasmo.

Pero aparte de esto, sí existen tipos diferentes de orgasmos según las condiciones en las que se dan:

—Oníricos (sueños húmedos, poluciones nocturnas)

—Mentales (estimulando la imaginación)

—Físicos (estimulando zonas erógenas o contrayendo la musculatura abdominopélvica).

Por otro lado, Betty Dodson —pionera del movimiento feminista pro-sexo y creadora del Bodysex® (fallecida en 2020)—, definía por su parte nueve tipos de orgasmos distintos, pero solo voy a nombraros tres de ellos aquí:

—Orgasmos de presión: orgasmos que surgen de la estimulación indirecta de la presión aplicada. Una forma de autoestimulación que es más común en la infancia.

—Orgasmos de relajación: orgasmo derivado de una relajación profunda durante la estimulación sexual.

—Orgasmos de tensión: una forma común de orgasmo de estimulación directa, a menudo cuando el cuerpo y los músculos están tensos.

Y, además, hay que tener en cuenta: la mono-orgasmia, cuando se tiene un único orgasmo y por más que se insista, no se consigue tener otro hasta que han pasado unas horas; la multiorgasmia, que es la capacidad de tener distintos orgasmos en la misma respuesta sexual —antes de que aparezca el periodo refractario, donde se volvería a iniciar la excitación antes de que llegue el orgasmo—, pero donde los orgasmos son de diferente intensidad y duración; la poliorgasmia, que es igual que la multiorgasmia pero los orgasmos que se producen son idénticos todos en duración e intensidad; y el orgasmo continuo o mantenido —como una meseta orgásmica—, que solo desaparece cuando se deja de estimular. Y como dato, se dice que la capacidad de una mujer de tener orgasmos es proporcional a su resistencia física. O sea, el límite de una mujer que no tiene fase de resolución está en su capacidad aeróbica.

Por último, tenemos las zonas erógenas, que son aquellas zonas capaces de producir un orgasmo al estimularse de forma erótica. Los órganos erógenos del cuerpo son el cerebro y la piel.

El cerebro puede desencadenar un orgasmo de dos maneras:

—A través de la mente. Es capaz de provocar un orgasmo con el pensamiento (fantasía), con el recuerdo (un encuentro anterior) o con acción presente (lectura erótica, susurros, *sexting*).

—A través de los sueños eróticos. Escenas tan reales que activan la respuesta sexual desencadenando un orgasmo.

La piel, aunque podría provocar un orgasmo prácticamente estimulando casi cualquier parte, las zonas más sensibles y más propensas a desencadenarlo son el clítoris, la vagina, la próstata, los testículos, el pene, los pezones, el periné y el ano.

Y sin embargo, a pesar de algo que de forma fisiológica parece tan sencillo, encontramos infinidad de dificultades eróticas para alcanzar no solo el orgasmo, sino para conseguir placer, disfrute y satisfacción en las relaciones sexuales. Por eso quiero comentaros a lo largo de este libro todas esas dificultades eróticas que me encuentro en consulta, dejando a un lado las disfunciones que pueden encontrarse en muchos libros de sexología.

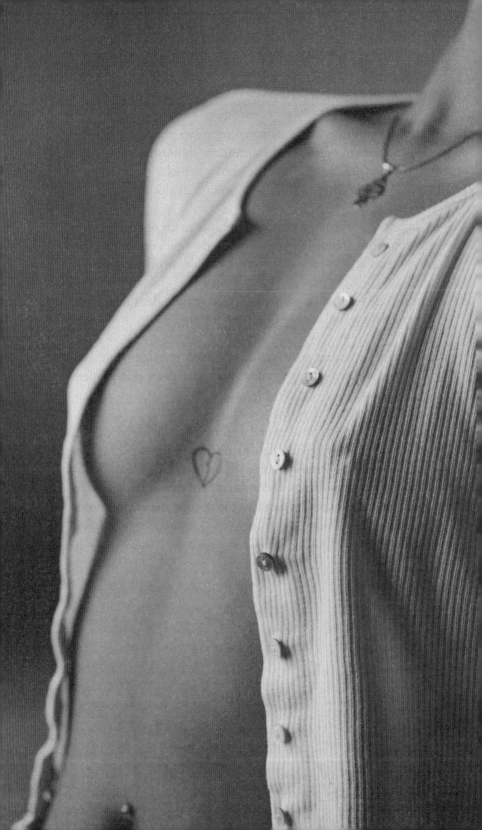

2

Cultivar la sexualidad

En la respuesta sexual, para que se dé el orgasmo, es necesaria una excitación adecuada. Sin ella, el reflejo del orgasmo no salta. Pero además, aunque haya una excitación muy alta, sin el deseo puede no darse el orgasmo. De ahí la importancia de trabajar y cultivar el deseo y la excitación.

Porque si no hay deseo ni excitación —o no están a un nivel adecuado— aparecerá la culpa y con ella la imposibilidad de llegar al orgasmo.

Si no hay deseo pero hay excitación, esta excitación puede sobrepasarnos —ya que el deseo ejerce de controlador de la excitación— y generar ansiedad. Y por lo tanto, imposibilidad de llegar al orgasmo.

Si hay deseo pero no hay excitación nos frustraremos y, en consecuencia, la imposibilidad de llegar al orgasmo.

Y si nunca conseguimos el orgasmo, la satisfacción sexual será inexistente y, sin satisfacción sexual, el placer, el deseo y la excitación desaparecerán con el tiempo. Dejaremos de disfrutar del sexo.

«Cultivar mi sexualidad me permitió romper los tabúes y prejuicios que tenía en cuanto al sexo. Fue todo un cambio, ya que no conseguía disfrutar de mi vida sexual como me habría gustado. Descubrirme ha sido una explosión en todos los sentidos».
A.R. 40 años.

29

¿Y qué impide que podamos sentir un deseo y una excitación adecuadas? Pues los bloqueos. Que pueden ser varios o tan solo uno. Y dichos bloqueos la mayoría de las veces solo pueden ser identificados en terapia. Aun así, voy a hablaros de cómo se generan esos bloqueos.

LOS BLOQUEOS

«El miedo, la ansiedad y los nervios son los tres compañeros de cama que más fácil sabotearan nuestra vida sexual».

La imposibilidad o dificultad de conseguir y sentir un orgasmo, placer y satisfacción sexual suele venir de un bloqueo anterior que genera un bloqueo aún mayor a la larga.

Pérdida de la sabiduría sexual

En el mundo moderno hemos perdido la sabiduría sexual. Vivimos tiempos de gran libertad sexual, pero también de gran confusión debido a ello. Vemos que la sexualidad se emplea por todos lados y en todos los ámbitos para producirnos excitación y para vender, pero sigue estando muy vinculada con la vergüenza. Muchas personas pueden sentirse avergonzadas por el simple hecho de abrir un libro sobre sexualidad en una librería. Muchas miran a un lado y a otro antes de entrar en una tienda erótica y los pedidos por internet de juguetes eróticos van envueltos en absoluto anonimato. Consumimos pero que nadie se entere. Y cuando hablamos sobre sexo —cuando sale el tema en reuniones de amigos— solemos fanfarronear y bromear evitando expresar lo que sentimos y pensamos en realidad, por miedo a ser juzgados o porque sabemos que no nos entenderán y queremos evitar el mal rato.

Dificultad a la hora de abordar deseos y necesidades sexuales

La mayoría nos mostramos ansiosos o avergonzados a la hora de abordar deseos y necesidades sexuales. Incluso a algunas personas con actitudes «sanas» hacia el sexo les resulta difícil hablar a sus parejas de sus deseos sexuales. Puede que no tengamos mucho problema para decir a nuestra pareja dónde frotarnos la espalda, pero solemos mostrarnos más reticentes a la hora de decirle dónde frotar nuestras «partes íntimas». Un elemento importante para superar las vergüenzas que nos restringen reside en aprender que la sexualidad es algo natural, y en descubrir una visión más sana y holística de la misma. Si cuando nos pica la espalda somos capaces de indicar y pedir dónde deben rascarnos, si somos capaces de expresar el placer al aliviarse el picor con gemidos y suspiros e incluso somos capaces de continuar bajo las manos rascadoras aunque se haya ido el picor, tan solo por puro placer, deberíamos ser capaces de hacer lo mismo cuando nos estimulan los genitales. Sin embargo, callamos.

Excesivos mensajes externos sobre el cuerpo, el deseo y el placer

Muchas mujeres tienen problemas para experimentar con plenitud su deseo y tener orgasmos con regularidad debido al exceso de mensajes externos que reciben sobre su cuerpo y su placer. Esto hace difícil que consigan abrazar su identidad sexual de forma plena. El deseo no es únicamente el impulso que nos lleva a la cama; es el pulso que nos mantiene vivos. El deseo sexual está relacionado con el deseo que nos motiva en todos los aspectos de nuestra vida.

Anteponemos nuestra vida laboral, familiar o social a la sexual

Aunque todas las mujeres tienen el potencial de vivir enormes deseos y grandes pasiones, todas afrontan obstáculos que dificultan su experimentación. Las exigencias de la vida laboral, familiar o social suelen mantenerlas más ocupadas de lo que les gustaría estar. A menudo la mujer deja el sexo para el momento de ir a la cama, y entonces toca elegir entre la intimidad y un sueño muy necesario, ya que termina el día agotada. ¿Conclusión? Se suele posponer en detrimento del descanso. Para que florezca nuestra vida sexual, tenemos que dar prioridad al placer. Entre las mujeres existe una creencia muy arraigada que lleva a dar por hecho que su deseo y su sexualidad no son tan importantes como otros aspectos de su vida: el compañero, los hijos, el trabajo, la casa, la familia... Debido a estas creencias y esta educación castrante, resulta difícil dar prioridad al bienestar personal en cualquier ámbito de vuestra vida, pero en especial cuando se trata de algo tan enfocado en vosotras mismas como vuestro propio placer. Pero, así como las demás esferas de vuestras vidas afectan a vuestra sexualidad, vuestra sexualidad puede afectar positivamente a todas las demás esferas de vuestra vida.

Como cualquier otra cosa que realmente merezca la pena, la sexualidad requiere que le demos prioridad y le dediquemos tiempo. Del mismo modo que tenemos que dedicar tiempo a nuestra familia y a nuestro trabajo, también necesitamos tomarnos tiempo cada semana —alejadas del teléfono, de los niños o de otras demandas— para nutrir nuestra vida sexual. No esperamos que nuestro cuerpo esté en forma si no practicamos ejercicio regularmente, ¿verdad? Pues lo mismo ocurre con nuestra sexualidad. Para tener una vida sexual saludable, tenemos que ejercitar nuestra pasión con regularidad.

No sois suficientemente atractivas para ser deseadas

Otro obstáculo que las mujeres suelen interponer al deseo es la sensación de que no son lo suficientemente atractivas como para ser deseadas, o incluso para sentir el propio deseo.

Y como hemos dicho, estos bloqueos generarán con el paso del tiempo otros mayores, reforzados por la culpa, el miedo o la vergüenza. Hasta el dolor, en algunas ocasiones, es un bloqueo surgido del rechazo al placer. Se codifican estímulos placenteros como dolorosos para frenar la actividad sexual y evitar la frustración acumulada, la ansiedad o la insatisfacción por no llegar al orgasmo.

El primer paso hacia el desbloqueo y una vida sexual más satisfactoria y plena reside en conocerse a una misma. Ser conscientes del propio cuerpo, de las sensaciones, los gustos y preferencias, etc. El siguiente paso consistiría en aumentar la intensidad del deseo. El último paso sería utilizar el conocimiento y el deseo para obtener el o los orgasmos.

Así que lo primero que vamos a hacer para conseguir estos propósitos, es explorar nuestra historia sexual para descubrir nuestra huella erótica. ¿Preparada?

Conocernos y reconocernos

El pasado bloquea la satisfacción presente, por lo que es importante identificar nuestros posibles bloqueos. Identificar nuestra huella erótica. Coge papel y boli y contesta a las siguientes preguntas. Tómate tu tiempo para contestarlas y para reflexionar. Pausa la lectura del libro y dedícale atención.

De adulta:

1. ¿Qué momentos de tu vida recuerdas como los de más deseo o más placer?

2. ¿Qué lugares, momentos del día o compañeros —sexuales— te han excitado más?

3. ¿En qué se parecen y en qué se diferencian específicamente esos momentos de tu vida sexual actual?

De niña/adolescente:

1. ¿Qué actitudes hacia la sexualidad y hacia el cuerpo prevalecían en tu familia durante tu infancia y adolescencia?

2. ¿Cómo fue tu primera experiencia sexual? ¿La tuviste sola o con otra persona?

3. ¿Cómo han influido esas experiencias en tu visión actual de tu cuerpo y de tu vida sexual?

Y en el momento presente:
1. En tu vida actual, ¿qué cosas aumentan o disminuyen tu deseo?

2. Si pudieras diseñar la situación erótica perfecta, ¿cómo sería? (No limites tu imaginación en esta parte del ejercicio. Tu vida de fantasía no tiene por qué tener relación alguna con tu vida actual).

Ahora vuelve a leer tus respuestas y contesta esta última pregunta: ¿qué has redescubierto de ti misma? Posiblemente en tu respuesta encuentres tus posibles bloqueos. Y conociéndolos, será más fácil resolverlos. Ahora ya tienes una causa a lo que sentías.

Potenciar el deseo

Encontrar nuestro deseo
¿Crees que puedes controlar alguno de tus deseos del pasado, del presente real o imaginado, o de tus fantasías futuras para que alimente tu vida actual y tus relaciones? Este ejercicio puede llevarte tiempo. No importa. Lo importante es que consigas identificar y controlar ese deseo. Una vez que lo hayas «encontrado», ese deseo es tuyo. Puedes traerlo a tu vida actual haciendo uso de tu imaginación. (Quedaos con ese deseo, recordadlo y tenedlo presente para más tarde).

Superar y entender nuestro pasado
Explorar tu huella erótica te abre a tu pasado íntimo. Nuestras historias sexuales pueden ser un gran recurso erótico, pero la mayoría de

nosotras tenemos recuerdos incómodos e incluso dolorosos de nuestro pasado sexual que pueden interferir en nuestra satisfacción presente. La exploración y comprensión de nuestro pasado quita poder a esos recuerdos negativos y reclama ese poder, trayéndolo al presente.

Alimentar la sensualidad y aportar belleza a nuestra vida

Uno de los secretos del deseo es que comienza mucho antes de que lleguemos a la cama. El camino que recorremos antes de hacer el amor es tan importante como el destino mismo. Cada mujer tiene su huella erótica personal, pero muchas de vosotras compartís ciertas imágenes y situaciones que aumentan vuestro deseo. Muchas mujeres descubren que aumentar la sensualidad en su vida cotidiana les ayuda a mantener su cuerpo despierto a su potencial sensual y sexual. Ponte prendas que acaricien tu cuerpo, huele velas, flores, o perfumes, escucha música sensual, toma baños calientes a la luz de las velas o toma comidas afrodisíacas. Según el Tao, la belleza energiza a las mujeres. Aportando belleza y sensualidad a tu vida cotidiana, expandes tu deseo y tu alegría general.

Ejercicio

Cogeremos el deseo identificado como «nuestro» y descubierto en la huella erótica —el que os he pedido que recordarais más arriba—. Nos tumbamos boca arriba en la cama o donde más cómoda te sientas, cerramos los ojos y localizamos y tocamos sin presión el clítoris. Entonces traemos a nuestra mente el deseo y lo dejamos fluir, erotizándoos a la vez que vais ejerciendo una presión continua pero suave al clítoris, sin más movimiento ni roce. Solo presionándolo. Y nos mantenemos en ese estado unas cuantas respiraciones. Ahora, prestad atención a la conexión que hay establecida y que va desde el clítoris hasta la cabeza. Sentid la energía fluir desde la cabeza hasta los brazos y los pies.

Este ejercicio establecerá poco a poco un vínculo entre el placer físico y el deseo, potenciándolo y condicionándolo de forma positiva.

En resumen, mantente viva a las posibilidades eróticas del mundo que te rodea. Date cuenta de la hermosa diversidad de los cuerpos que tienes ante ti. Si puedes mirar y apreciar la belleza del cuerpo de otras mujeres sin juzgarlo, serás capaz de aceptar tu propio cuerpo con su forma hermosa y única. Ábrete a las posibilidades eróticas del arte y de la naturaleza. Permítete bailar al son de la música, o siente el viento acariciar tu cuerpo desnudo en la playa, dejando que te excite. Mantente abierta al mundo que te rodea, no para atraer a otras personas, sino para darte placer. Descubrir las posibilidades eróticas de nuestra vida nos da un poder increíble. Según el Tao, nuestra energía sexual es el cimiento mismo de nuestro ser y es esencial para sentirnos plenamente vivas. Esta exploración de tu deseo es un proceso que puede transformar tu vida, una gran y novedosa aventura en la que te estás embarcando.

Como en el caso de cualquier otra enseñanza o habilidad que aprendas, cuanto más tiempo le dediques, más provecho obtendrás de ella. Las pequeñas cantidades de tiempo que inviertas en tu potencial sexual darán como resultado enormes beneficios en forma de placer recibido, de una relación más profunda con tu compañero, de una vida más alegre y de un aumento de tu vitalidad general. Esto es cultivar el deseo.

Explorar el cuerpo

Ahora que hemos empezado a encender la llama del deseo, es el momento de abrazar y explorar nuestros cuerpos. Por desgracia, muchas mujeres sienten ansiedad cuando miran su cuerpo desnudo. Durante años, las mujeres han aprendido a evaluar sus cuerpos comparándolos con ideales de belleza inalcanzables. Para potenciar tu capacidad orgásmica, haz todo lo que puedas para no quejarte ni preocuparte por tu cuerpo, por sí mismo ni comparado con otros. ¡Es asombroso lo difícil que esto puede llegar a ser! Procura recordar que a un cuerpo juzgado y criticado le es mucho más difícil sentir placer que a un cuerpo amado y apreciado. A medida que nos miramos y nos tocamos, entramos en el proceso de amarnos.

EJERCICIO

Para realizar la exploración corporal necesitarás al menos treinta minutos libres de interrupción. La habitación debe ser cómoda y dar sensación de intimidad y privacidad. Tal vez desees ajustar la iluminación, la música y la cama para procurarte el ambiente deseado. Si lo deseas, puedes utilizar un lubricante o un aceite vegetal. No debes esforzarte por tratar de alcanzar el orgasmo durante esta exploración. La cuestión reside en familiarizarte con lo que le gusta a tu cuerpo. Si descubres que te estás acercando al orgasmo, está muy bien, por supuesto. Puede que desees leer todos los pasos hasta el final antes de empezar el ejercicio. Siéntete libre de seguir la guía de tu propio placer.

Los tocamientos pueden inducir sentimientos de ansiedad en algunas mujeres. Esto es comprensible dadas las actitudes negativas hacia el contacto existentes en nuestra sociedad. Sin embargo, nada puede enfriar más la calidez del placer que un escalofrío de miedo. Al principio de cada ejercicio y en cualquier momento en que sientas ansiedad, es recomendable que respires profundamente hasta calmarte.

1. RELÁJATE: siéntate o túmbate en una posición cómoda.

2. RESPIRA: haz respiraciones profundas para relajar el cuerpo y la mente.

3. LA CABEZA: empieza por deslizar los dedos por el pelo, sintiendo la sensación del cuero cabelludo con la punta de los dedos o las uñas. Desplaza los dedos sobre tu rostro, sintiendo las curvas de tus labios y mejillas. Algunas mujeres encuentran sus orejas muy eróticas. Dibuja círculos alrededor de los lóbulos de las orejas o acaricia la piel que las rodea.

4. EL CUELLO: baja las manos hasta el cuello, sintiendo la sensación que te produce tocarte la nuca y por delante, la base del cuello y donde se une con el pecho. ¿Cuáles son los puntos especialmente sensibles para ti, los que más responden?

5. LOS BRAZOS: sigue bajando por cada uno de los hombros y por los brazos. Tal vez descubras que la parte interior de tus brazos es muy sensible, como lo son las axilas. Las manos y los dedos también pueden ser muy sensibles, especialmente la piel que queda entre los dedos. El cuerpo puede excitarse por una variedad de sensaciones. Si lo deseas, puedes probar a lamer o chupar partes de tu mano, los dedos o brazos y después soplar sobre ellas. También puedes usar plumas o tejidos suaves para deslizarlos por tu piel a fin de estimularte más.

6. LOS PECHOS: cógete los pechos con las manos. Dibuja círculos por la parte externa de los pechos, sintiendo la suavidad de su piel. A algunas mujeres les gusta que les aprieten los senos, y otras prefieren toques ligeros. Avanza lentamente hacia los pezones. Para muchas mujeres los pezones son exquisitamente sensibles a la estimulación. Experimenta con un toque ligero y con una presión más intensa o apretando los pezones. En general, cuanto más excitada esté la mujer, más intensa puede ser la estimulación de los pechos y pezones. La mayoría de las mujeres prefieren empezar con un toque suave. Observa qué te hace sentir mejor.

7. EL VIENTRE: a continuación, acaríciate el vientre sintiendo donde se curva. Un vientre con curvas fue considerado por mucho tiempo como muy sensual —por eso la danza del vientre es tan erótica—. Tócate y explórate la zona del ombligo.

8. LOS GLÚTEOS: usa las uñas para acariciarte la espalda y los glúteos. Abarca los glúteos con las manos y siente la solidez de su peso.

9. LAS PIERNAS: ahora desciende hacia los dedos de los pies. Los pies pueden ser muy sensibles, especialmente a lo largo del empeine y entre los dedos. Algunos amantes disfrutan chupándose mutuamente los pies. Usando aceite, desliza los dedos de las manos entre los dedos de los pies. Tócate el empeine y la parte posterior del talón. Masajéate las pantorrillas, sintiendo los músculos

debajo. La parte posterior de las rodillas es sensible y a veces siente cosquillas. Asciende por la parte externa de los muslos y después por la parte interna. A medida que te acerques a los genitales, notarás que la piel de los muslos se hace más suave y sensible.

10. EL PUBIS: enreda los dedos por el vello púbico si lo tienes y si no, desliza los dedos por la piel. Siente la suavidad y plenitud de los labios externos de la vagina. Abre los labios externos con una mano, y con la otra explora los labios internos de la vagina. El aceite o un lubricante pueden serte útiles para mantenerte lubricada. Tócate el área que rodea la entrada de la vagina y el perineo. ¿Dónde es más sensible tu piel?

11. EL CLÍTORIS: mueve los dedos alrededor del clítoris. A muchas mujeres les gusta la presión indirecta, bien desde un lado o desde encima del clítoris. Experimenta con distintos toques, presiones laterales y círculos alrededor; sigue con pellizcos suaves, ejerciendo una presión rítmica en contraste con otra presión más constante, o con toques ligeros contrastados con otros más firmes. Recuerda que se trata de explorar, no es necesario tener un orgasmo.

12. LA VAGINA: lleva los dedos a la vagina. Usando aceite o lubricante si lo crees necesario, introduce un dedo en la vagina. Observa que la primera vez que entras está un poco más apretada y luego se abre más. La zona más tensa es tu músculo pubococcígeo. La vagina es sorprendentemente elástica, por lo que puede adaptarse al grosor de un dedo, de cuatro dedos, de un gran pene o de un dildo. Explora las paredes de la vagina notando sus distintas texturas y sensaciones.

13. TU PUNTO G: a lo largo de la pared anterior, a una distancia de dos tercios de tu dedo medio, en la parte interior de la vagina, existe una zona más sensible y que puede abultarse y elevarse cuando te excitas. Esta zona es el famoso punto G. Los taoístas conocen este punto con el nombre de «perla negra». No siempre

resulta fácil encontrarlo, pero la mayoría de las mujeres tienen mejor suerte cuando están excitadas, porque esa zona se sensibiliza. Entra en la vagina con el dedo recto todo lo que puedas, ponlo en forma de gancho y haz como si quisieras sacarlo. Tu dedo topará con la pared vaginal. Ese mismo punto donde la yema del dedo toca, es tu punto G. Pero como el punto G en realidad es una zona, tendrás que explorar toda esa zona alrededor de donde toca tu dedo. La estimulación del punto G da a menudo ganas de orinar (porque el tejido del punto G rodea a la uretra). Con cierta relajación y persistencia, este estímulo da paso a una placentera sensación de plenitud. Los orgasmos producidos por este punto son distintos de los clitorianos, algo más profundos y difusos. En los orgasmos causados por la excitación del punto G, algunas mujeres pueden llegar a tener un *squirt*.

14. OTROS PUNTOS: algunas mujeres descubren que en lo profundo de la vagina, justo en el saco anterior por encima del cérvix, experimentan una sensación placentera en el estímulo. Esta zona puede llegar a desencadenar orgasmos cérvico-uterinos. Para acceder a él, necesitarás un dildo ya que tus propios dedos no alcanzarán.

15. EL PERINEO Y EL ANO: descendiendo de la entrada de la vagina, encontramos el perineo, el puente muscular entre la vagina y el recto. Cuando están excitadas, a algunas mujeres esta zona les resulta estimulante. Que el ano y la zona que le rodea sea sensible es aún más habitual. Si nunca te has tocado ni has recibido toques placenteros en esa zona, comienza con una estimulación muy ligera alrededor del ano. Tal vez quieras experimentar con la penetración (usando mucho lubricante), si te resulta placentera. A otras mujeres esta zona no les resulta especialmente agradable. Puedes saltarte esta parte de la estimulación si lo deseas.

CALENTAMIENTO

Antes de comenzar con la masturbación, a muchas mujeres les resulta extremadamente placentero leer literatura erótica o ver porno. A algunas mujeres les disgusta el material erótico y, en cambio, les excitan mucho las novelas románticas. Sea cual sea el material que te resulte estimulante, desde lo más ligero a lo más duro, no hay nada reprochable en usarlo para tu autocultivo. La fantasía es parte integral de nuestra sexualidad.

ACTIVAR LA IMAGINACIÓN

La imaginación de la mujer es el principal instrumento de su deseo, por lo tanto, no te olvides de usarla. Recuerda que cuanto más excitada te sientas, más energía sexual tendrás y más fácil te resultará llegar al orgasmo.

PUNTOS DE PLACER

Las mujeres potencian su excitación recibiendo estimulación en muchos puntos erógenos diferentes. ¿Los conoces? Pues úsalos siempre. En pareja, exige que los estimulen.

EL ARTE DE LA LENGUA

Si el vibrador es la forma más simple de tener orgasmos para las mujeres durante la masturbación, el sexo oral es con probabilidad la manera más fácil de tener orgasmos en el encuentro sexual con otra persona. Resulta difícil superar el intenso placer que produce la estimulación directa del clítoris con la suave y maleable superficie de la lengua y el chupar de la boca.

PROVÓCATE

El método de provocarse es una técnica sexual clásica con la que toda mujer debería contar en su repertorio sexual. Puede potenciar mucho el placer sexual e incrementar la probabilidad del orgasmo y su rápida llegada. La técnica es simple pero muy eficaz: aumentar día a día la excitación todo lo posible, durante varios días.

EMPIEZA, PARA Y VUELVE A EMPEZAR

Casi siempre que nos masturbamos, vamos directos al orgasmo. De hecho nos masturbamos con prisa. Pero si paramos al acercarnos al orgasmo y volvemos a empezar varias veces, la intensidad del orgasmo aumentará proporcionándonos mayor placer.

SUELO PÉLVICO

Un tono y fuerza adecuados del suelo pélvico permite sentir más y mejor los orgasmos. Así que hacerse una revisión con una fisioterapeuta de suelo pélvico y obtener una valoración es más que recomendable además de saludable.

PEDIR AYUDA

Evidentemente si estás practicando la masturbación, este paso no te es aplicable porque puedes seguir tus propios caprichos. Pero en ocasiones, para conseguir el orgasmo es vital que pidas a tu pareja lo que quieres y necesitas. Merece la pena recordar que la calidad de la relación sexual dependerá de la calidad de la relación en general y de tu capacidad de comunicarte abiertamente con tu pareja.

Cultivar la pareja

HACER EL AMOR CON LA BOCA Y/O LAS MANOS

A veces nos centramos tanto en el coito que no nos damos cuenta del potencial que tienen nuestros cuerpos de darnos placer. Y esta genitalización de los encuentros sexuales nos desensibiliza y puede hacer que nuestro disfrute en el sexo no sea tan placentero como podría ser.

Practicar el sexo oral o manual, satisfaciendo a nuestra pareja con la boca o las manos puede despertar nuevas zonas erógenas además de intensificar la excitación y el placer. Además, para quienes creáis en la energía sexual, la persona que da sexo oral recibe gran cantidad de energía sexual de su pareja. Los taoístas creen que el hombre puede absorber Chi de los «tres picos» del cuerpo de una mujer: su lengua, sus pezones y su vulva. Asimismo, la mujer puede absorber el Chi del hombre de su lengua, de sus pezones y de su pene.

Hacer el amor con la boca y las manos también te dará la oportunidad de explorar el cuerpo y los genitales de tu pareja de una manera que no solemos permitirnos cuando el coito constituye el objetivo principal. Así que recorre cada rincón, muerde, besa, lame y usa labios, dientes y lengua para estimular. Acércate a los genitales poco a poco. Estimula alrededor primero. Haz que tu pareja desee que tu boca vaya allí. Así, cuando llegues, deseo y excitación estarán armonizadas.

Esta alternativa resulta muy práctica también cuando un miembro de la pareja está incapacitado por razones de salud o por otras causas y no puede practicar el coito.

MASTURBACIÓN EN MANOS DEL AMADO

Cuando un miembro de la pareja está demasiado cansado para tener sexo pero no tiene problema en complacer o simplemente como otra forma de vivir la intimidad, el que siente más deseo sexual puede darse placer en los brazos del otro.

Muchas personas sienten vergüenza de masturbarse en solitario, por lo que la masturbación puede resultar aún más chocante en brazos de la pareja. De hecho, es una magnífica manera de mostrarle los toques que más te gustan y de superar la vergüenza que tanta gente siente a la hora de masturbarse. Cuando sacamos la masturbación del aislamiento y la compartimos, pierde buena parte de su estigma. Tu pareja puede abrazarte o simplemente poner las manos sobre tu cuerpo. Es posible que esas manos elijan acariciarte cuando vean que te estás divirtiendo mucho, pero olvida las expectativas a este respecto.

Si podéis mantener una conversación abierta sobre esta parte natural de la sexualidad e incluso practicarla con apertura dentro del dormitorio, podréis armonizar vuestros ciclos sexuales y tender un puente entre el deseo de ambos, evitando este escollo que tantas disputas produce en otras parejas.

MASAJE

Si el problema es que no tienes deseo pero no estás cansada, puedes intercambiar un masaje con tu pareja. El masaje es un importante y maravilloso complemento del sexo que debes incluir entre tus prácticas eróticas aunque hagas el amor con frecuencia. Mientras masajeas a tu compañero o compañera, trata de alternar los toques ligeros como una pluma con las presiones más intensas. Si tu pareja está demasiado cansada para intercambiar masajes, ofrécete a dárselo unilateralmente. A menudo tratamos de satisfacer todas nuestras necesidades de contacto en el encuentro sexual. Tocar y ser tocados libera oxitocina, produciendo una sensación de bienestar. Si tu pareja no desea tocarte, puedes ofrecerte para tocarle a ella. Puede que esté dispuesto o dispuesta a que te estimules con su cuerpo. Frotar tus genitales con sus glúteos, piernas o espalda puede resultar muy placentero y concluir un masaje muy agradable para ambos.

TOQUE
Aun cuando uno de vosotros o ambos estéis demasiado cansados para hacer el amor o dar y recibir un masaje, es recomendable que dediquéis unos minutos, o incluso unos segundos, a tocaros y besaros antes de dormir. Esto os permitirá armonizar vuestras energías y volver a conectar después de días de separación —física o emocional—. El toque es muy importante tanto bioquímica como energéticamente. La secreción de oxitocina que se produce cuando os tocáis aumentará vuestro afecto y fortalecerá el vínculo mutuo. Acariciaos sin expectativas, con cariño y abrazaos antes de cerrar los ojos al menos durante un minuto.

Resumiendo, si conoces tu huella erótica, desarrollas tu deseo, potencias tu excitación, reconoces tu cuerpo y tus puntos de placer y cultivas el sexo en pareja más allá del coito, estarás cultivando y enriqueciendo tu sexualidad. Y estarás dando un paso de gigante para superar creencias limitantes y mitos que te bloquean el disfrute.

Recuerda todo esto para cuando a lo largo de los capítulos necesites cultivar tu sexualidad.

3

Qué es la sensualidad

La sensualidad, de la que tanto vamos a hablar a lo largo de este libro, no es otra cosa que la capacidad que tenemos de recibir placer a través de los sentidos y de la imaginación. Es el proceso a través del cual percibimos el placer que aparece durante el contacto con otra persona, al ver a otra persona, al imaginar a otra persona, al fantasear con algo o alguien, en el curso de una relación sexual, durante una conversación, un cruce de miradas, una sonrisa de una persona desconocida... acompañado de un estado de ánimo especial, excitante y donde puede despertarse una atracción o un impulso sexual. La atracción sería hacia una persona, y el impulso sería hacia una acción.

> «Entendí muchas cosas que pasaban en mí. Me ayudó a darme permiso y centrarme en mí. Me ayudó a ver toda la sensualidad y pasión que tenía guardada y todo lo que podía disfrutar y sentir».
> M.A. 43 años.

La sensualidad se manifiesta a través de las sensaciones orgásmicas, que son esas sensaciones de escalofríos, acaloramiento, punzadas, cosquilleo, vibraciones, palpitaciones, hormigueos, contracciones musculares... relacionadas con una situación determinada y que pueden sentirse en distintas zonas del cuerpo, recorriéndolas o reflejándose en los genitales. Imaginad que os gusta alguien que veis a menudo pero que no conocéis —como podría ser un compañero del trabajo o un papá del cole—. Una persona con la que nunca habéis hablado más que un «hola» y un «adiós» cortés. Y de pronto, os la encontráis en un bar y cuando se da cuenta de vuestra presencia, te saluda de lejos y decide acercarse a hablar contigo. Va directo hacia a ti. Esa persona que tanto te gusta desde hace tanto. ¿Qué sensaciones físicas, a parte de la vergüenza y/o nerviosismo lógico, podrías sentir? ¿Un calor que sube desde el pubis hasta la boca del estómago? ¿O un escalofrío que recorre toda la espalda? ¿Un rubor en las mejillas exagerado junto a una especie de sordera? Y sin embargo, todas esas sensaciones, mientras hablamos con esa persona, proporcionan alguna especie de placer. Pues ese placer son las sensaciones orgásmicas. Y esas sensaciones orgásmicas son la manifestación física de la excitación, de la sensualidad.

Y pueden aparecer en circunstancias diferentes, no necesariamente relacionadas con el contacto de otra persona o la presencia de alguien que nos guste. Saborear un plato, gozar de un buen vino, deleitarse con un paisaje bello, admirar una obra de arte... todos estos sentimientos experimentados ante estas circunstancias, son dominados por una sensación orgásmica. Por la sensualidad que percibimos a través de nuestros sentidos.

Entender esto nos ayuda a desarrollar nuestra sensualidad. A desbloquearla ante situaciones que antes rechazábamos o ignorábamos pero a las que ahora podemos prestar atención y usarlas para erotizarnos. Algo que a su vez nos permitirá sensibilizar nuestro cuerpo. Convertir toda nuestra piel en erógena.

Por otro lado, está la sensibilidad —o la insensibilidad— tan presente en los encuentros sexuales y la masturbación. El tacto, el estímulo de la piel, es otra parte fundamental para sensualizarnos, pero no todo el mundo siente igual o en las mismas zonas. La sensibilidad del cuerpo es diferente en cada persona. Un cuerpo que no está acostumbrado a las caricias desde la niñez, a estar desnudo, a sentir la calidez del sol, el soplo del viento, la frescura de la tierra o la hierba... casi por norma conserva una sensibilidad baja. Para lograr aumentarla es necesario desarrollarla —masajes, llevar ropa ancha o poca ropa, permitirse las caricias y aceptarlas como placenteras, etc.—. Porque debido a esa pérdida de sensibilidad, se ha perdido también la habilidad de disfrutar de la sexualidad —algo tan natural como respirar o alimentarse se ha convertido en algo aislado rodeado de leyendas, prohibiciones y prejuicios—. No nos permitimos sentir ni disfrutar de la piel. El ritmo de vida actual tampoco ayuda, ya que nos relacionamos con prisas, siendo muy directos y yendo a los genitales a la hora de mantener relaciones sexuales. Las preocupaciones, «el cumplir», la presión social por conseguir un orgasmo rápido también han provocado la pérdida de la capacidad de experimentar sensaciones placenteras. La ropa ha disminuido la sensibilidad reduciendo las zonas erógenas. Y todo esto impide desarrollar y potenciar la sensualidad.

Así que si desarrollamos la sensibilidad de cualquier zona de nuestra piel en general y de las zonas erógenas en particular, incrementaremos nuestra sensualidad y capacidad de obtener placer en el sexo.

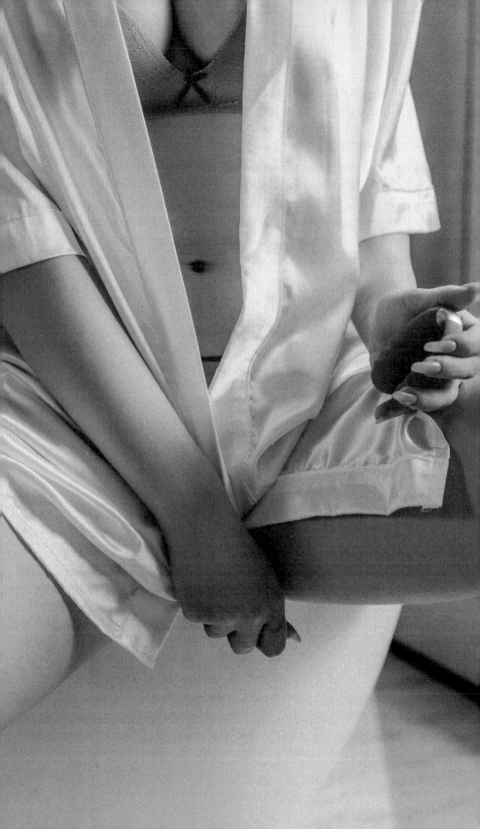

4

El deseo

«Explorar tu deseo, tu excitación y tu cuerpo es un proceso que puede transformar tu vida; una gran y novedosa aventura».

Voy a hablaros de 3 tipos de deseo sexual:

1. El biológico

Es el deseo regido por las hormonas. Es ese subidón, ese impulso a tener sexo que aparece como por arte de magia. Aparece en algún momento del ciclo menstrual. También se da en el embarazo y en la menopausia. En el hombre es regido por los niveles de testosterona. El deseo hormonal puede estar alto, bajo o nulo; puede subir o bajar según el momento; puede ser constante durante largos periodos de tiempo; puede tener muchos altibajos o bajar por siempre si hay alguna patología hormonal como problemas de tiroides o hiperprolactinemia, por ejemplo, y no se pone remedio.

«Estaba apática. Cansada de sentir que mi necesidad sexual se estaba agotando. Pero conocerme y trabajar mi cuerpo, mi erótica y mi excitación, abrió mi sensualidad y mi deseo de nuevo. Ahora estoy activa todo el tiempo». Y.G. 50 años.

Este deseo dependerá del nivel de las hormonas, de la salud y no es controlable. No podemos hacer que aparezca, que aumente o que disminuya a voluntad. Estamos a merced de esas hormonas y son muchos los factores que influirán a lo largo de la vida en él.

2. El emocional

Es el deseo «romántico». Es el que nos despierta una única persona al estar en su presencia o al pensar en ella. Puede ser un amor correspondido o puede ser un amor platónico. Tampoco podemos controlarlo, pues ya sabemos que es imposible elegir de quién nos enamoramos o por quién sentimos atracción. ¿Cuántas veces nos ha gustado la persona en la que menos nos fijaríamos? Y también puede subir o bajar el deseo dependiendo de la emoción que nos transmita esa persona en determinado momento: si nos hace caso o nos ignora, si nos mira, si nos habla o no, si cumple las expectativas...

Estos dos tipos de deseo, además de no poderlos controlar ni elegir, tienen fecha de caducidad. No duran por siempre ni con la misma intensidad. Tienen muchos altibajos y sin embargo son los que estamos acostumbrados a sentir, los que aprendemos y de los que solemos depender. De ahí la creencia de que el deseo debe surgir. Y que si no surge, algo malo sucede en la pareja. ¿Os suena esa queja de que «cuando éramos novios teníamos sexo casi a diario y tres años después apenas nos tocamos»? Porque recién enamorados, el deseo romántico se dispara, solo queremos estar con la otra persona, fundirnos con la otra persona, devorarla. Y no es que las ganas de sexo surjan, es que solo pensamos en tener sexo con la otra persona. Y si a eso le sumamos juventud, que es cuando el sistema hormonal está disparado, aún sentiremos un deseo más alto. Pero cuando la fase de enamoramiento se pasa, baja el deseo. Y cuando pasan los años y el sistema hormonal es más lento, baja aún más ese deseo. Por lo que, echando la vista atrás, cualquier tiempo pasado nos parecerá mejor. El deseo hormonal y emocional va desapareciendo poco a poco en una relación a medida que pasa el tiempo y debido a la estabilidad. El cerebro y el cuerpo se acostumbran, se relajan y no reaccionan como antes ni segregan más chute de hormonas.

Así que cuando aparece una tercera persona que nos hace sentir deseadas, es fácil confundirse porque se activan estos deseos de nuevo —el hormonal y/o el emocional—, pero seguimos enamoradas de nuestra pareja.

Pero pasa solo cuando dependemos de estos dos deseos y nada más. Cuando dejamos que surja. Por eso es tan importante el tercer tipo de deseo. El que podemos construir y trabajar. Hacerlo propio y no dependiente de nadie ni nada.

3. El deseo excitatorio o por excitación

Este es el tipo de deseo sexual que podemos controlar, independiente de los demás y hacia los demás y que no tenemos que esperar a que aparezca. Nosotras/os podemos construirlo, desarrollarlo y fomentarlo.

¿Y cómo funciona? ¿Cómo se activa? A través de la excitación del cuerpo y la liberación de nuestra mente. Si conseguimos que las dos cosas fluyan, aparecerá el deseo.

Porque al no ser espontáneo como las hormonas o el enamoramiento, debemos crear ese deseo. Requiere una predisposición inicial, pero al final obtenemos la recompensa de poder controlarlo a placer.

En la representación lineal de los ciclos de la respuesta sexual, el deseo es necesario para provocar una predisposición sexual. Pero Basson, en 2001, definió un modelo circular de la respuesta sexual donde expuso que la excitación puede despertar deseo. Lo que coincide con lo que os estoy explicando.

Y lo interesante de la excitación es que se puede provocar de forma consciente, controlar, cosa que no podemos hacer con el deseo hormonal o emocional. Pero no estoy hablando de que te toquen y esperar a ponerte cachonda para que el deseo aparezca y quieras follar. Se trata de un trabajo personal. De desarrollar la sensualidad —ya explicada en el segundo capítulo—. Debemos ocuparnos de erotizar nuestra vida a través de los cinco sentidos. Masajes eróticos para despertar la piel de todo el cuerpo —por ejemplo—, leer novela erótica, usar ropa ancha que nos roce la piel como caricias, jugar a seducir, dejarnos seducir, caminar por la calle sin ropa interior... cualquier cosa que pueda despertar sensaciones placenteras.

Lo segundo que deberíamos aprender es a tener orgasmos sin patrones, sin depender de nadie. Y a no preocuparnos si no los tenemos. Aprender a disfrutar. A sentir. Está claro que siempre habrá con quien se disfrute más o se tengan mejores orgasmos que con otras personas, a solas o con objetos. Pero la idea es la de aprender y entender que siempre lograremos disfrutar de uno u otro modo.

Así que si entendemos que el placer está en nosotros/as y que depende de uno/a misma, lograremos excitarnos con casi cualquier cosa que queramos y nos lo permitamos. Y lo tendremos hecho. Entended que el deseo es la anticipación del placer. Si soy capaz de todo lo anterior, y siento placer con la excitación, el deseo aparecerá. Y podré enfocar ese deseo en quien quiera, cuando quiera y como quiera. No necesitaré que mi pareja me provoque deseo o mis hormonas se pongan de acuerdo.

El triángulo deseo sexual-atracción sexual-impulso sexual

A veces confundimos atracción con deseo y deseo con impulso. Están relacionados, pues forman parte del mismo triángulo erótico: atracción-impulso-deseo. Y pueden darse por separado y/o combinados, pero no son lo mismo.

Puede gustarme el vecino, despertarme morbo, que sería fantasear con lo que haría con él e imaginarme escenas sexuales con él, pero no desear acostarme con él. El morbo es el impulso sexual por una acción y es independiente de con quién deseo realizarla. El impulso sexual nos dirige a obtener placer, pero nosotros decidimos con quién.

La atracción es hacia dónde o hacia quién deseo. Quién me gusta. Lo que sí podría llevarme a desear al vecino si lo encuentro atractivo, pero también puede llevarme a despertar mi propio deseo de obtener placer, pero no necesariamente con él. Lo que hago es utilizar las cualidades que me llaman la atención del vecino para erotizarme y luego enfocar mi deseo en quien yo quiera: a solas, con mi pareja, con el propio vecino o con alguno de mis amantes.

Como ya he explicado, el deseo son las ganas de placer, la anticipación de placer, las expectativas de placer. Por eso, cuando no tenemos ganas de acostarnos con nuestra pareja, creemos que ya no sentimos deseo hacia ella. Y en realidad lo que no sentimos es atracción. Que no haya atracción no significa que no haya amor, por ejemplo, pero esto es otra cosa distinta que también nos provoca confusión respecto al deseo.

El deseo es propio. Es la anticipación del placer, de saciar un sentimiento. Puede ser hacia uno mismo o hacia otra persona. Y si resulta que mis relaciones sexuales son monótonas, poco satisfactorias, no podemos desear algo que sabemos que no va a satisfacerme —aquí entra el circuito de recompensa del cerebro—. Y esto puede hacer que dejemos de sentirnos atraídos sexualmente por esa persona.

Y cuando esto ocurre confundimos el deseo sexual con la necesidad, con el impulso sexual de saciar nuestras ganas de placer, que aparecen cuando llevamos mucho tiempo sin sexo. Porque si tengo el coño dando palmas —o sea, la libido por las nubes debido a las hormonas— pero mi pareja no me anticipa placer ni satisfacción, no voy a querer acostarme con él, pero en cuanto alguien me sopla la oreja con un poquito de arte, me derrito. Mi deseo se dispara porque aparece la expectativa de placer de nuevo. Me activo y deseo a esa persona solo para satisfacerme, no porque me atraiga. O sí. Porque abrimos la posibilidad al haberse roto la atracción por la pareja.

Pero si estamos bien, nos puede dar morbo alguien y no sentir ningún deseo ni atracción porque no hay necesidad. El impulso no es apremiante, no nos genera ansiedad, sino que es activador del deseo consciente.

En estos casos, lo mejor es preguntarse: ¿quiero follar, deseo follar o necesito follar, desahogarme, liberar la tensión sexual acumulada?

Resumiendo:
—Impulso sexual = Morbo/necesidad de placer.
—Atracción = Quién me gusta/qué quiero.
—Deseo = Expectativa de placer/ganas de placer.

¿SE PUEDE AUMENTAR EL DESEO DE FORMA ARTIFICIAL?

Aún se siguen comercializando fármacos y productos que prometen aumentar el deseo sexual —sobre todo enfocado a la mujer—. Pero ninguno logra dar con la tecla. ¿Por qué será?

En el capítulo anterior, hablando del circuito cerebral del placer, hemos dicho que es el propio placer —la recompensa positiva— lo que genera una motivación hacia la actividad sexual. Y hemos dicho que el deseo sexual es la anticipación del placer, la expectativa. Pero si nuestras experiencias sexuales son displacenteras, no nos motivarán. Nos quitarán las ganas de sexo. Porque llega un momento donde nos decimos, ¿para qué? Y sin darnos cuenta, como no sentimos placer o mucho placer, como no nos recompensa tener sexo, lo vamos dejando poco a poco hasta que nos olvidamos de por qué no teníamos sexo. Y pasamos a preocuparnos por nuestra falta de deseo.

Y es por esto que unas pastillas nunca lograrán despertar el deseo sexual. Porque las ganas de tener sexo no garantizan más o mejor placer. Y si el placer que obtengo no es equivalente a mi expectativa, a mi anticipación de placer, el deseo no se activará. Porque llega la frustración. Y si la frustración se repite, el deseo se apaga. Es la manera que tiene el cerebro de defenderse para no sufrir.

Por eso ningún producto puede despertar o aumentar nuestro deseo porque sí. Por eso ni los ciclos hormonales, ni altos niveles de testosterona, ni la maca, ni el ginseng, ni nada nos ayudará. Porque es más poderosa la no recompensa. Otra cosa sería cuando disfrutamos del sexo con plenitud y libertad. Cuando obtenemos muchísimo placer y nuestro deseo es activo. Entonces esos productos sí podrían dar un empujoncito como lo puede dar tomar el sol desnudos en la playa. Por eso es posible que hayas escuchado a varias personas decir que tal o cual producto les ha activado el deseo. Y eso no es verdad del todo porque su deseo sí estaba. Su sistema de recompensa les tiene motivadas a tener actividad sexual. El producto lo que ha hecho ha sido reforzar y estimular el impulso sexual, no despertar el deseo.

Cierto es que si se está bajo medicación, alteraciones hormonales, estrés, ansiedad, preocupaciones por el trabajo o el dinero, etc., el ánimo decrece y apaga el deseo. Pero es algo pasajero que cuando se resuelve o regula, vuelve. Sobre todo si trabajamos el deseo excitatorio.

Para ello, trabaja tu sensualidad como hemos comentado, trabaja tu erotismo y tu autoestima. Trabaja tu energía sexual. Tus miedos, culpas y vergüenzas frente a la sexualidad. Trabaja tu excitación. Cuanto más excitada te sientas en tu día a día, más fácil será que aparezca el deseo.

Con deseo, la excitación puede no cumplir la expectativa. Pero con una alta excitación, el deseo no es expectativa, es placer real. Y eso provoca que lo podamos sentir todos los días, a cada rato.

Por eso para mí es más importante trabajar la excitación en consulta y aprender a excitarse para tener un buen deseo, que trabajar el deseo para lograr la excitación y después el orgasmo.

MI PAREJA NO TIENE GANAS

Muchas veces, cuando nuestra pareja pasa por una fase de «no deseo» o poco deseo sexual, tendemos a decir que ya no tiene ganas de follar con nosotros/as. Y rápidamente nuestra imaginación se dispara.

En estos casos, hay que valorar varias cosas.

1. ¿Cuánto tiempo llevamos así? ¿Es realmente preocupante?
   Aquí tenemos que ver si son unas semanas o unos meses. En sexología se considera que hay un problema de deseo cuando la falta de este perdura durante seis meses o más. Aunque yo soy partidario de ponerle atención mucho antes. Si son solo unas semanas, puede haber una preocupación detrás que desconocemos.

2. ¿No tiene ganas nunca?
Hay que valorar si es falta de ganas permanente. O si es solo para tener sexo conmigo y sin embargo se masturba. O si es intermitente esa falta de deseo.
3. ¿No tiene deseo o su nivel de deseo es distinto al mío?
Otra cuestión es esta. Si lo que no tiene es ganas de sexo cada vez que yo lo solicito pero sí lo tenemos de vez en cuando.
4. ¿Por quién me estoy preocupando?
Importante preguntarse si me preocupa su falta de deseo o me preocupa no tener mi ración de sexo.

Casi siempre va a aparecer primero el ego. No quiere follar, pues nos imaginamos que «no me desea» o «tiene amante» y generamos presión y culpa a nuestra pareja sin querer, y angustia y celos en nosotros. En lugar de intentar hablar y averiguar qué ocurre, reprochamos y echamos en cara la falta de sexo.

Y no vale decir: «Es que cuando lo intento, se va y no quiere hablar». Es tu pareja, seguro que sabes cómo plantearle el «tenemos que hablar» sin que suene a susto. Y si se niega de todas las formas, si no acepta resolver el conflicto ni hablar contigo, pocas soluciones hay.

Volviendo a los puntos uno y dos, es habitual que en algún momento de la vida, la libido baje o desaparezca, y que pensar en sexo sea un suplicio. Varias son las razones, y con cariño, comprensión, asertividad y comunicación se puede superar. Y si no, existe la terapia. Tanto individual como de pareja.

En cuanto al punto tres, la terapia de pareja siempre puede ayudar a comprenderse y armonizar el deseo entre ambos. A llegar a acuerdos, a entendimientos, etc. y que ni una parte sufra por tener que hacerlo sin ganas y la otra sufra por creer que no la desean.

El deseo sexual es algo que se trabaja día a día, no solo el propio, sino también el de pareja. Y si además de no trabajarlo esperamos a que surja, pasamos por momentos de estrés, problemas en el trabajo o financieros, procesos dolorosos o tristes, etc., pues la libido se apaga para no volver.

Sé que os puede confundir el hecho de que «antes pasaba desnuda/o cerca y se me abalanzaba, y ahora nada, ni me mira». Por eso hay que averiguar si es un tema de deseo o un tema de recompensa, en el que se masturba pero no quiere sexo porque follar le genera la presión de «cumplir» y con la masturbación puede correrse cuando quiere —por ejemplo—. Por eso hay que empatizar y acercarse. Intentar saber cómo se siente. Pedir sinceridad y confianza. Y si no quiere hablar, si se niega siempre, huye del tema y además ni os rozáis, ni os besáis... entonces no importa qué pienses o si tiene un/a amante. El problema sería mayor que la falta de deseo. El problema sería que no hay comunicación. Y si no sois capaces de hablar, sinceraos y buscar soluciones... Entonces eso no es una pareja. Y ahí hay poco que hacer o no tiene sentido estar.

EL SISTEMA DE RECOMPENSA EN EL DESEO SEXUAL

El deseo aparece cuando sentimos que algo puede proporcionarnos placer y/o satisfacción. Puede ser una experiencia pasada o algo imaginado y deseado —una escena de película o novela erótica—. Puede ser una mirada, una caricia, un susurro... En esos momentos, hay emociones que nos empujan a querer tener una acción relacionada con la actividad sexual. Momento en el que aparece la dopamina, que nos ayuda a imaginarnos realizando la acción. Nos motiva.

Después de la fase del deseo, nos ponemos manos a la obra. Y aquí está el quid de la cuestión: si una vez completada la actividad sexual hay satisfacción, aparece la serotonina, que está relacionada con el estado de ánimo y el deseo de volver a experimentar la sensación, cerrando el circuito de recompensa.

Pero ¿qué pasa si la acción no nos satisface? Ya hemos hablado de que el deseo es expectación solamente. Pues si no se cumplen las expectativas, en lugar de serotonina se segrega cortisol, activando el circuito de estrés o castigo. Por lo que rechazaremos esa acción y no tendremos ganas de repetir.

Si se repite en el tiempo, el cerebro generará rechazo ante esa experiencia sexual. Pero si se repite con varias experiencias, al final el rechazo será global y se anulará el deseo sexual por no ofrecer placer en ningún sentido. Esto nos indica que muchas veces, la falta de deseo o libido puede tener más que ver con la experiencia ante el placer —en este caso el displacer— que con otras causas. Por eso debemos trabajar —como ya hemos explicado— el deseo excitatorio. Para crear experiencias placenteras reales y activar de nuevo el deseo. Anticipar el placer y eliminar la expectativa de placer.

¿LA PASIÓN TIENE FECHA DE CADUCIDAD?

La pasión en una pareja ¿se pierde con el tiempo o por el contrario puede perdurar por siempre?

Por desgracia, aún tendemos a creer que la cumbre de la pasión se alcanza cuando la pareja se va a vivir junta o se casa y que seguidamente la pasión y el placer sexual decrecen lentamente a lo largo de los años, hasta que llegamos a aceptar nuestra insatisfacción sexual —a veces incluso lo usamos para validar y justificar la infidelidad sexual o, como pasa ahora, para abrir la relación y tener sexo con otras personas de manera consentida—.

Pero esto no debería ser así. Cuando ocurre, es por dejar el deseo en manos de lo hormonal y lo emocional, en seguir esperando a que «surja».

Para los taoístas, la noche de bodas es el principio de toda una vida amorosa cada vez más placentera y satisfactoria a medida que vamos aprendiendo y entendiendo los rasgos sutiles del cuerpo, de las emociones y del espíritu de nuestra pareja.

Incluso a algunos hombres y sobre todo a muchas mujeres les resulta más fácil sentir mejores y múltiples orgasmos a medida que envejecen.

Creo que cuanto más tiempo pasas junto a tu pareja, más fácil es experimentar un deseo y una pasión más satisfactoria y sanadora, pues cuando tu pareja y tú habéis crecido juntos en todos los niveles: físico, emocional y mental, solo puede llegarse a las máximas alturas del amor y el sexo.

Es evidente que si no se cultiva, si dejamos pasar el tiempo, si creemos que es algo que debe suceder por sí mismo, terminaremos convirtiéndonos en desconocidos, pues uno o los dos miembros de la pareja evolucionan a solas y el tiempo compartido se vuelve insoportable.

Cuando se crece juntos, todo minuto compartido es un regalo. Cuando se trabaja el deseo a diario, la pasión es una llama imposible de apagar.

¿POR QUÉ CAMBIA EL DESEO EN PAREJA?

Ya hemos hablado de que el deseo se trabaja, que no es como el comer o dormir, que el cuerpo lo pide si no se lo das. Y si no se lo das, puedes morir. No es una necesidad primaria. Sin sexo se puede vivir, de mal humor quizás, pero se puede vivir. Esto es lo que nos demuestra que el deseo, las ganas de sexo, no surgen.

Al comenzar una relación, el deseo hormonal se ve empujado y reforzado por el deseo «romántico». Pero cuando el enamoramiento decrece, también lo hace el impulso sexual derivado de estos deseos. Eso lo hemos dejado claro. Pero en lo que nadie se fija es que también, cuando las relaciones comienzan, esas parejas no conviven. Y al no vivir bajo el mismo techo se duerme más noches separados que juntos. Y esto hace que se trabaje el deseo a diario sin ser conscientes.

Al no dormir juntos todos los días, al no veros todos los días y al escribiros o llamaros durante el día varias veces, lo trabajáis. Porque como no os veis, vuestros mensajes y llamadas son para deciros cuánto os echáis de menos y cuánto os deseáis.

Al no follar todos los días, vuestras mentes piensan en la siguiente vez e imaginan varias veces al día la última vez. Además, también os comentáis por mensaje o llamada cuántas ganas de volver a sentir vuestros cuerpos. Como no sentís que sea un polvo seguro al no vivir juntos o al no saber si volveréis a veros pronto, lo anheláis con más ganas.

Todo eso es trabajar el deseo. Todo eso alimenta el deseo. Y si a ese deseo trabajado le sumamos el deseo hormonal y el deseo «romántico», pues la sensación es de «desear a diario».

Pero pasa el tiempo. Se consolida la pareja. Incluso vais a vivir juntos. El enamoramiento pasa, por lo que ese deseo de follar incontrolado que provocaba sobre todo la oxitocina se regula y se calma.

59

El deseo hormonal, el de «descarga», no tiene el empuje de las neurohormonas del enamoramiento y baja su ritmo, así que desciende el impulso sexual espontáneo. Nos queda el deseo que sí controlamos. El que podemos trabajar. Pero al vernos a diario, dejamos de llamarnos, de decirnos cuánto nos echamos de menos, las ganas de follarnos, cuánto nos gustamos... porque nos tenemos a diario y no tenemos que programarlo. Porque pensamos que al vivir juntos, no es necesario. ¿Y qué ocurre? Que perdemos también ese deseo —el único que depende de nosotros conscientemente—.

Y entonces solo nos queda esperar a que la carga hormonal se llene y nos pida descargar para poder follar. Que además, al ser de descarga, no es precisamente para tirar cohetes.

Por eso no hay que olvidar lo que despertaba nuestro deseo y adaptarlo. Continuarlo. Seguir trabajándolo.

CUANDO EL DESEO EN LA PAREJA ES DISTINTO

Muchas mujeres me preguntan a menudo, ya sea por correo electrónico ya sea por mensaje privado a través de las redes sociales, cómo despertar o aumentar el deseo de la pareja. Y la verdad es que directamente no podemos. No hay fórmula mágica, ya que despertar el deseo depende más de la propia persona, de querer, de sensualizarse, etc. Lo curioso es que queremos que la otra persona se amolde a nuestro ritmo. Sin entenderla si quiera. Sin imaginar que, a lo mejor, nuestra pareja también querría que nosotros nos amoldáramos a su ritmo. Porque a lo mejor no tiene un bajo deseo sexual, es que su deseo sexual es así. Solo podemos hablar de bajo o alto deseo cuando observamos nuestro propio deseo y lo comparamos con otras épocas de nuestra vida.

Porque en tema de deseo sexual en pareja, no existe mucho o poco. Existe distinto. Y el conflicto comienza cuando se une una pareja con ritmos diferentes en frecuencia o momento del día. Que esa es otra, no solo existen personas que tienen más o menos deseo que sus parejas, sino que existen parejas que sienten o se les despierta el deseo sexual en horarios distintos. A uno le puede apetecer mucho más por la mañana y al otro por la noche. Y eso no significa que no tengan deseo, sino que no coinciden.

De todos modos, hay formas de armonizar el deseo en pareja cuando ambos sienten deseo sexual y este se da en distinta medida o diferentes momentos. Pero siempre que siga habiendo atracción y ganas por el otro. Con frecuencia, cuando un miembro de la pareja quiere sexo y la otra persona en ese momento no quiere, termina buscando un espacio a solas para masturbarse, sintiéndose mal por tener que hacerlo —sobre todo si la negativa se repite en el tiempo— porque preferirían estar con la persona deseada. Y otras personas creen que la masturbación es solo para cuando no se tiene pareja. Por lo que se niegan y reprimen el autoplacer cuando obtienen una negativa de la pareja aumentando el malestar y el conflicto que previamente había generado el rechazo. En ambos casos, aunque la pareja se ame, la repetición de la situación los aleja sexualmente.

Para lograr armonizar el deseo, debemos entender varias cosas: Masturbarse teniendo pareja no es algo malo. No significa que no deseamos a la otra persona. Tampoco podemos pensar que si tenemos pareja debemos dejar de masturbarnos cuando tengamos ganas y deseo de sexo porque para eso tenemos a la pareja. Pensar así nos muestra que en realidad no comprendemos nuestra propia sexualidad y que, aunque no seamos conscientes de ello, estamos pensando en nuestra pareja, respecto al sexo, como un objeto de deseo únicamente, y no como una persona deseante como nosotros. Masturbarse y tener relaciones sexuales con otra persona son prácticas diferentes que, aunque estén relacionadas —porque ambas liberan la tensión sexual y pueden terminar en un orgasmo—, son cosas distintas. La masturbación forma parte de nuestro autocultivo, nuestro autoconocimiento y nuestro autoerotismo. Y el sexo en pareja es compartir el placer, es tener a alguien en quien focalizar nuestro deseo. De hecho, no es raro ni malo que cuando una pareja tiene distinta frecuencia en su deseo sexual, quien siente más ganas e impulso se masturbe cuando le apetezca, sin esperar a que le digan que no a un encuentro sexual. Porque la masturbación es un placer propio y muy sano. No un «premio de consolación». Si en cualquier otra esfera de nuestra vida, hacemos y tenemos espacio para cosas propias como salir con nuestras amistades sin la pareja, ¿por qué no darse autoplacer con la masturbación? Otra cosa sería tener grabado a fuego el mito de amor romántico de que hay que hacer todo juntos, siempre. Y que si uno de los dos tiene ganas de salir a tomar algo y el otro no, pues no se sale. No tendría sentido ¿verdad? Pues si uno de los dos no quiere follar, no tiene sentido quedarse con esa tensión sexual. Resignarse y creer que o con la pareja o nada solo lleva a la frustración y al conflicto.

Otra de las cosas a tener en cuenta es que la negativa a tener sexo no significa falta de deseo, sino que no se está activo. O al menos no siempre es así. Por eso no deberíamos dar por hecho que eso es lo que ocurre. Debemos entender que, si sentimos ganas de sexo, estaremos durante bastante tiempo pensando en ello, pensando en encontrarnos con nuestra pareja. Y a veces puede pasar todo un día pensando en sexo hasta que llegamos a casa. Todo un día cultivando el deseo, erotizándonos con imágenes mentales de lo que haremos, etc. Pero cuando nos encontramos con nuestra pareja y volcamos todas esas ganas acumuladas en ella, nos sorprende su negativa. Nos extraña que no quiera tener sexo. Nuestro deseo e impulso sexual nos impide entender que la otra persona no ha cultivado las ganas como nosotros. Que no está al mismo nivel al que estamos en ese momento. Y entonces es cuando pensamos que no nos desea. Que no tiene tantas ganas. Y empezamos a comparar con el comienzo de la relación, cuando era tan fácil estar al mismo nivel de ganas y en cualquier momento. Y eso nos provoca más confusión. Que nos digan que no tienen ganas en el mismo momento que sentimos ganas nosotros no es malo. No significa bajo o poco deseo. No significa que ya no nos desean. Puede ser que la libido de nuestra pareja sea diferente. Pero diferente no es ni mucha ni poca. Mucha y poca solo será con quien lo comparemos. Porque ni siquiera a lo largo de nuestra vida tenemos el mismo nivel de deseo y la libido igual de alta. No existe un deseo alto o un deseo bajo ni hay una frecuencia que se considere «normal». Por eso debemos entender a nuestra pareja cuando nos dice que no tiene ganas. Porque hasta es posible que se tengan ganas pero no fuerzas para tener sexo. Yo puedo estar encendido todo el día, con muchas ganas de sexo, pero si no logro estar con mi pareja en esos momentos, cuando llego a casa después de muchas horas de trabajo, aunque mi deseo siga activo, mi cuerpo pide descanso. No he dejado de desear, es que no tengo las fuerzas ni el impulso suficientes para practicar sexo. Así que si logramos empatizar y no ofendernos a la primera, nos permitirá comprender lo que ocurre y, aunque nos fastidie, no generará un conflicto. Además, como he dicho en el punto anterior, siempre nos quedará la masturbación.

Por último, pero lo más importante para que los dos puntos anteriores se puedan comprender, es la comunicación. No dar por hecho las cosas. Hablar, exponer y sincerarse sobre lo que sentimos, deseamos y esperamos. Hablar y llegar al entendimiento sin reproches ni culpas. No basta con decir. Hay que lograr entenderse. Así que si se me despiertan las ganas y sé que voy a estar todo el día pensando en sexo, no espero a llegar a casa para decírselo a mi pareja. Se lo cuento por teléfono o por mensaje. Le doy a mi pareja la oportunidad de activarse. O al menos, a que no le pille por sorpresa cuando se lo diga por la noche. Enciendo en su mente la posibilidad de tener sexo cuando nos encontremos. Nos puede decir que no de igual modo, pero al menos no lo sentiremos como algo brusco y en un momento de encendido máximo. Y además podremos hablar de ello a lo largo del día y hacernos una idea de lo que puede esperarnos en casa. Y si somos las que estamos en el otro lado, debemos establecer una comunicación continua. No solo hablar en el mismo momento que nos piden sexo y vamos a decir que no. Porque no se trata de justificarnos. Se trata de explicar que sí que deseamos, que sí que sentimos deseo por nuestra pareja. De explicar todo lo que he contado antes, que si siente deseo y lo va alimentando a lo largo del día, vosotras no sois adivinas. Que podéis llegar a casa muy cansadas y deseando solo tumbaros. Porque vuestra mente está enfocada en el descanso, a diferencia de su mente. Mi consejo es que todas estas cosas que pueden generar conflicto en una pareja se hablen largo y tendido fuera de la cama. En momentos donde el deseo y las ganas no estén presentes. En situaciones que no sean sexuales. Como dando un paseo, cenando relajados, tumbados viendo la tele… Igual que se habla de las vacaciones —igual que se negocian y se exponen los deseos y preferencias de a qué lugar viajar, qué presupuesto y cuántos días—, por ejemplo, se puede hacer sobre las relaciones sexuales. Pero vamos al método. Una vez que hemos entendido las tres premisas explicadas, se trata de acordar una única cuestión: que cada vez que se quiera sexo, se diga claramente. Y tener claro que todo lo que no sea expresar esas ganas de sexo, no significa sexo.

Os explico: muchas veces dejamos de besar —con lengua— a nuestras parejas por miedo a que tome esa acción como preámbulo de una sesión de sexo y no como una muestra de amor y atracción pero sin más intenciones. Dejamos de tocarnos, besarnos y decirnos cosas por miedo a que se malinterprete. Por lo que preferimos omitirlo para evitar confusiones, tener que rechazar a la pareja, escuchar reproches o, peor aún, comenzar una discusión. Así que lo mejor es dejar claro que las ganas de sexo se expresan. Tener esa tranquilidad nos permite liberarnos, quitarnos presión, expresar todo el amor y ternura que nos apetezca, meternos mano si se tercia incluso. Porque nada de lo que hagamos, si no lo hemos dicho expresamente, significa no ganas de sexo. Esto, por un lado, hará crecer la unión y complicidad con la pareja, que a su vez despertará o aumentará el deseo propio, que a su vez despertará o aumentará el deseo hacia la pareja. Además de poco a poco ir armonizando el deseo de ambos y sincronizándolos casi sin darnos cuenta.

Después está el qué hacer cuando, a pesar de este ejercicio tan beneficioso, cada miembro de la pareja tiene un ritmo sexual distinto y no le apetece todas las veces que le propone la otra parte. Hemos dicho que se dicen y que se expresan esas ganas de sexo. Pues lo que debemos tener en cuenta es que quien dice que no, debe evitar un «no» rotundo y seco y sí explicar por qué no queremos. Pues podemos haber sentido ganas durante el día pero al llegar la noche no tener fuerzas —aunque sigamos sintiendo deseo—. Y a lo mejor en esas veces en las que podemos tener deseo pero no ganas debido al cansancio puede existir una alternativa. Porque casi siempre que hay ganas pero no fuerzas, no sentimos un rechazo a tener sexo, sino pereza por ponerse «al lío». No apetece desnudarse y pensar en excitarse se hace cuesta arriba. Pero si pensamos en que podemos satisfacer a nuestra pareja sin necesidad de recibir o de intercambiar placer, es posible que esa situación sí nos apetezca. Si no nos cerramos a la idea del «no» rotundo cuando nos lo proponen y nos damos unos segundos para sentir y para reflexionar sobre lo que sentimos en lugar de saltar de forma automática, es posible que nos apetezca dar y ya. Un «perdona, no tengo fuerzas para acostarnos pero si quieres puedo darte sexo oral. Eso me apetece y no me importa» puede ser posible. Debe quedar claro que es algo que tenemos que sentir de verdad y no hacerlo por «cumplir» o por miedo a que «se busque a otra persona». Pero seguramente que, si os habéis permitido expresar lo que sentís sin miedo como he descrito en el ejercicio y vuestra comunicación es fluida, es algo que puede ocurrir y que es positivo. Es otra forma de quitarse presión y no tener que fingir, huir, poner excusas u obligarse a hacer algo que no nos apetece en ese momento. Y tampoco es un «no».

Y por último, está lo que puede hacer quien propone pero le dicen que no. Y es no enfurruñarse ni tomárselo como algo personal. Escuchar con paciencia y amor a la pareja y permitir que se exprese. Reaccionar mal solo conseguirá que la pareja se ponga a la defensiva y, al final, terminar en una discusión y hasta crear un conflicto donde no lo hay. Y también debemos comprender que podemos masturbarnos. E incluso masturbarse con la pareja en lugar de esconderse y desahogarse a solas. Está claro, y lo digo por si acaso no se entiende de manera implícita, que esto debe consensuarse y negociarse con la pareja. Que debe ser algo que le apetezca aunque no tenga ganas de sexo. Lo ideal es hablar de esta posibilidad en otro contexto, fuera de la cama, para que no pille de sorpresa y nos pongan mala cara. Así que podemos preguntar si desean acompañarnos en nuestra masturbación y, en caso positivo, que nos abracen y acaricien mientras nos tocamos. A lo mejor alguna vez puede despertarle el deseo con nuestros gemidos, piel y orgasmos y terminar en pareja lo que empezamos a solas. Y otras veces, en lugar de abrazar, pueden ponerse enfrente y vernos masturbarnos... Opciones, las que se quieran y se acuerden.

Eso sí, insisto en que hablo de parejas que dicen seguir amándose, queriendo la felicidad del otro y sintiendo deseo aunque sean ritmos diferentes. En otros casos, donde se haga lo que se haga siempre hay un no, donde no hay cercanía ni comunicación, o donde existe conflicto de forma permanente, nada de esto servirá. Incluso es posible que ni la terapia de pareja ayude porque casi seguro que el problema va más allá del deseo sexual y la desarmonía.

De todos modos, estos son consejos generales que pueden ayudar a comprender y en algunos casos a resolver dificultades que dejan de serlo al poner en práctica lo recomendado. Pero no hay nada mejor que la terapia sexual o de pareja para trabajar el deseo, ya que pueden existir muchos factores que influyan en el deseo personal y de pareja.

EROTIZAR EL DÍA A DÍA

Esta es una pregunta que me hacen mucho en redes sociales. Porque se habla mucho de erotizarnos, de erotizar nuestro día a día para trabajar el deseo. Y un día hablando con una amiga, me preguntó: «Pero ¿cómo se trabaja la erotización?». Mi respuesta fue simple: «Para conseguirlo, es necesario activar nuestra imaginación. Ponerla en marcha en modo erótico. Romper tabúes y vergüenzas. Llevándola a la acción».

Ir por la calle o estar comprando e imaginar fruta, objetos ¡o incluso caras de personas! Con formas de vulva, de penes, tetas, culos... es una manera sencilla y fácil. Hablar de sexo con personas fuera de nuestro círculo íntimo también ayuda siempre que no nos dé vergüenza. Pero si nos da vergüenza, es una buena manera de aprender a superarla, pues necesitamos no tenerla para erotizarnos. Imaginar escenas y fantasear con gestos de la gente también sirve. Expresarlo si vas con alguien ayuda aún más a la erotización. A mí en particular me gusta jugar a adivinar cómo será la vida sexual de algunas personas cuando viajo en metro. Otras veces, cuando voy acompañado en un paseo, le pido a mi compañía que se siente conmigo en un banco y juguemos a imaginarlo con los viandantes. Pensar y hablar de sexo, y no solo pensar en hacerlo, erotiza casi sin darnos cuenta.

Cuando alguien nos sonríe con simpatía por la calle —quitando por supuesto a esas personas que lo hacen de forma intimidatoria, grosera o acosadora—, aceptarla, e incluso responder con otra sonrisa, nos erotiza. Nos empodera. Nos sube el ego. En lugar de pensar que si respondemos creerán tal o cual cosa, o agachar la cabeza por vergüenza, o pensar «no ha sido a mí o se han reído de mí», etc., debemos admitir que somos capaces de provocar una sonrisa. Interactuar de forma amable con otras personas y sonreírles nos ayuda a erotizarnos.

Mi erotización favorita y que siempre os recomiendo: si has quedado con tus amistades en un bar o en casa de alguien y el camino es corto —15 o 20 min—, sal de casa sin ropa interior —que puedes llevar guardada— y disfruta del paseo. Al llegar al destino, nos la ponemos para relajarnos el resto del tiempo. También puedes hacerlo cuando vayas al súper y en este caso hacer el viaje de ida y vuelta sin ropa interior. Y si puedes o tienes la oportunidad, hazlo con ropa holgada o falda, para sentir aún más el efecto erotizante de no llevar ropa interior y la sensación de ir desnuda.

Leer erótica e imaginar escenas con amigos o desconocidos que nos atraigan también suma erotismo a nuestra vida y es divertido. Y por supuesto, hablar de sexo con tus amistades de una manera curiosa y sincera. La idea es tener el sexo en la mente y sentirlo entre las piernas. Pues erotizar nuestro día a día activará nuestro deseo excitatorio, sin necesidad de depender de otra persona. Seremos dueñas de nuestro deseo.

Y estos son solo algunos ejemplos. Dependiendo de cómo vivas tu sexualidad, en consulta se pueden personalizar muchas más situaciones que ayuden a erotizarte.

POSPARTO

Tras el nacimiento de un bebé suele haber una bajada del deseo. Pero ¿realmente es una bajada de deseo o es que tenemos el foco y la concentración en el bebé? Porque a veces no es falta de deseo, sino falta de tiempo para desear. Otras veces pueden influir las hormonas porque el deseo biológico no solo genera deseo, también afecta a que descienda. Y por no hablar del cansancio y el estrés que suele suponer la llegada de un bebé. Además, hay que remarcar y tener presente que el cuerpo de una mujer no se recupera en cuarenta días. Puede pasar hasta más de un año para que el organismo se recupere como antes del embarazo. Por lo que pasada la «cuarentena» no significa estar lista para tener sexo y sentir como siempre como si fueran matemáticas. No entran ganas de follar a los cuarenta días ni la vagina está deseante de que la penetren. No desaparecen las molestias en la vagina, ni la posible falta de lubricación, ni el dolor por las posibles cicatrices —aunque ya estén curadas— ni las lesiones provocadas durante el parto, etc. La sexualidad y todo lo que la rodea es biológico, sociocultural y psicoemocional. Todo influye y no se recupera porque sí.

La falta de deseo en el posparto es un cúmulo de factores que se acentúan con el cambio en el estilo de vida. Al día a día de antes hay que sumar el tiempo que puede consumir un bebé, tan dependiente y demandante, más el cansancio que supone este nuevo cuidado. No es que no haya deseo sexual. El deseo puede estar latente, pero tiene muy poco margen para darle rienda suelta.

Los primeros meses, entre el agotamiento y la recuperación física, casi no permiten espacio para el sexo. Y cuando se alinean los astros y se logra tener relaciones sexuales, resulta que la penetración molesta o se hace imposible por un dolor que no se comprende porque, si ya se tiene el alta médica y las revisiones dicen que está todo bien, ¿por qué me duele? Así que el poco sexo que se puede tener, frustra. Y mucho. Fastidia que, para una vez que se logra tener sexo, no se pueda disfrutar como antes. Porque ese es el pensamiento que también aparece. El antes. El cómo sentíamos antes del parto o el embarazo. Como si haber parido un bebé no influyera y no necesitáramos readaptarnos y reconocernos de nuevo. Necesitamos volver a conectar con nuestra sexualidad. Percibir los cambios naturales generados y reaprender a disfrutar. Y estos cambios no serán ni mejores ni peores. Pero estarán ahí y será necesario aceptarlos. Así que en esta etapa se debería trabajar con una fisioterapeuta de suelo pélvico, matrona y/u osteópata para ayudar al cuerpo a recuperarse de la mejor manera posible. Por otro lado, entender que el sexo son también caricias, mimos y besos. Y aunque no haya espacio o momentos para el coito o cualquier otra práctica más genital, no deben descuidarse el roce y el cariño. Eso irá alimentando el deseo y no dejará que se apague hasta que se logre tener tiempo de calidad para intimar. También es importante compartir la crianza y no delegar todas las tareas y responsabilidades en la madre, pues eso hará que nunca logre conectar con el deseo. Tan solo tendrá pensamiento para el descanso y provocará que las pocas ganas de sexo que hubiera desaparezcan poco a poco.

Pasados los seis meses, ya más hechos al bebé, la dificultad podría encontrarse en poder coincidir debido a la suma de los trabajos, con la casi segura incorporación de la madre al mundo laboral, con las rutinas de la crianza. En esta etapa comienza a haber encuentros, pero son esporádicos y quizás presurosos por si se despierta el bebé e interrumpe el momento. Pero si ha habido trabajo con la fisio, mimos y cariño durante los primeros meses, paciencia y ningún reproche porque hubo comunicación y entendimiento sobre que la situación era solo temporal—, el sexo, aunque sea a contrarreloj, será satisfactorio y con sabor a lo que fue en su día.

Es a partir de los nueve meses o un año de vida del bebé cuando más fácil es retomar la vida sexual anterior al parto. Cuando ya no hay diferencia en lo que se siente y el disfrute es total. El cuerpo está recuperado casi al completo, el cansancio es menor y las rutinas están más que integradas. Quizás la frecuencia o el momento de hacer el amor sí es diferente, pero las ganas no. Las ganas estarán ahí de vuelta. Y ojo, que sea diferente la frecuencia o que haya que programar más los encuentros en lugar de ser esporádicos, no significa que sean peores.

Pero esto solo es posible si durante ese año de posparto hemos mantenido el deseo sexual activo erotizándonos con caricias, besos y mimos; cuidándonos y apoyándonos en el otro; y manteniendo una comunicación fluida con la pareja. En lugar de frustrarnos, cabrearnos y buscar «consuelo» en nuestros ratos a solas, sin comprender la situación —o no queriendo comprenderla—.

Cada pareja es distinta y lo vive con más naturalidad o libertad. A unas les afecta más que a otras. Unas follan como si nada hubiera pasado y otras tienen el cero en sus casilleros. Para estas últimas ya os digo, se trata de seguir alimentando el deseo a través de la comunicación, las caricias y la complicidad.

Ser asertivos; dedicarse palabras bonitas; expresar el deseo por el otro y por follar, aunque se sepa que no se puede en ese momento; cuando se diga que no, explicar que sí se desea, pero que el cuerpo no da para más; buscar entre los dos posibles encuentros; reír juntos cuando no salgan los planes; masturbarse con la pareja cuando uno de los dos no sea capaz de follar; masturbar a la pareja si no tenemos fuerzas de más pero nos apetece dar placer... y sobre todo no enfadarse por algo que, de verdad, se recupera con el tiempo. El entendimiento es nuestra mejor arma.

El deseo no se pierde si se trabaja en equipo. Comunicar, comprender y tener paciencia, y todo volverá a ser como antes y mejor.

ESTRÉS Y DESEO

El estrés influye en el deseo sexual, pero tanto disminuyéndolo como aumentándolo. Y esto demuestra no solo la diversidad de la sexualidad, sino también que la experiencia de cada persona es la que marcará cómo nos afectará una cosa u otra.

De hecho, aunque haya un buen número de personas a las que el estrés les quite las ganas y les baje la libido —y este sea un factor a tener en cuenta en terapia sexual al tratar disfunciones relacionadas con el deseo—, hay muchas otras personas a las que situaciones de estrés les producen más deseo. Les genera un impulso sexual como forma de desestresarse. Incluso hay quienes tienen hasta mejores orgasmos. También hay personas a quienes no les afecta de ninguna manera el estrés. Y su deseo y su placer no varía en función de si están o no estresados. Y hay otro grupo de personas a las que, aunque les baje la libido, si tienen paciencia y se toman el tiempo necesario, se activan sin problema. Así que podríamos decir que a este grupo el estrés solo les «ralentiza».

Recuerdo una mujer que vino a consulta porque la calidad de sus relaciones sexuales era «mala», según me relataba. Apenas sentía placer. Sus orgasmos eran poco intensos. Pero resultaba que cuando llegaba tarde a dejar a los niños al colegio, ese estrés la ponía «muy cachonda». Llegaba a excitarse tanto que, cuando se quedaba sola, aparcaba en algún lugar apartado antes de irse a trabajar y se masturbaba. Y esos orgasmos los describía como «increíbles y únicos». Hasta confesó que, a veces, cogía atascos a propósito para estresarse por llegar tarde al trabajo y así conseguir disfrutar de un placer alto. Está claro que esta dependencia al estrés para disfrutar no era beneficiosa, y fue lo que trabajamos en consulta. Pero entender lo diversos que somos ante una misma situación y saber que el deseo es distinto en cada persona y en cada circunstancia nos ayudará a comprender mejor a nuestras parejas aunque nosotras reaccionemos distinto en la misma situación.

A las personas que os sube la libido con el estrés, debéis tener cuidado de no condicionaros como le pasó a esta mujer que os acabo de comentar. Pues se corre el riesgo de necesitar siempre esa descarga de adrenalina para obtener placer en el sexo y que sin esas circunstancias estresantes el sexo os parezca soso y aburrido y no os deis cuenta de la espiral destructiva en la que podéis meteros. Y es algo que podemos ver en los «polvos de reconciliación» de muchas parejas. Un error que cometemos sin querer y que nos lleva a buscar discutir con la pareja cada vez más fuerte y con más frecuencia para conseguir ese chute de placer máximo que nos generan la adrenalina y el estrés. Solo para sentir cómo sube la libido y tener mejores orgasmos.

Y a quienes os desaparece el deseo con el estrés, no es un problema. El estrés también provoca la segregación de cortisol, que inhibe por completo la libido y activa la amígdala —de la que ya hemos hablado—. Por lo que si esperamos a que pase esa circunstancia pasajera que generó estrés, todo volverá a la normalidad. Si se trata de un episodio duradero de estrés y que no controlamos, podemos acudir a terapia psicológica como apoyo para lograr gestionarlo y lograr que afecte a nuestro deseo lo mínimo posible.

O sea, el estrés, al activar el sistema nervioso simpático, a algunas personas les hace segregar adrenalina y, a otras, cortisol. Lo que significa que la manera en como nos tomamos las circunstancias estresantes y la importancia que le demos, va a influir en que se inhiba el deseo, no afecte o aumente.

Hay una situación que veo mucho cuando acuden a consulta por falta de o bajo deseo sexual. Porque muchas veces no se trata de que se acerca la menopausia o ya se ha entrado en ella. No se trata de los anticonceptivos que afectan a mi deseo. Ni siquiera se trata de falta de tiempo debido a los niños, el trabajo, la casa, etc.

Lo que veo es sobre todo falta de espacio para sentir deseo. Un deseo que vamos reprimiendo poco a poco. Un deseo que desaparece sobre todo en relaciones largas y no es debido al desgaste de la pareja.

Lo primero es entender que el deseo que sentimos a lo largo de nuestra vida sexual no es lineal. Tiene altibajos. Épocas donde se nos dispara y épocas donde no sentimos ningún impulso. Estas épocas pueden durar más y pueden durar menos. Hasta varía en el mismo día. El deseo es cambiante y además de lo enumerado antes, que evidentemente puede provocar una falta de deseo eventual, también está el estrés, la ansiedad, la toma de medicamentos o un problema de salud, conflictos con la pareja, etc.

Todos son factores que afectan al deseo. Pero es la falta de espacio el factor que más prevalencia tiene. El que provoca que esa falta de deseo sexual parezca infinita. Ese espacio responde a tener sexo solo cuando nos apetece, y no cuando «toca». Cuando nos permitimos decir *no*, pero a la vez no dejamos de cultivar el deseo, tanto propio como en pareja.

Las mujeres que acuden a consulta con esta dificultad cuentan que les gustaría expresarse sin sentir la presión de tener que hacer el amor con sus maridos. Que les encantaría besarles o acariciarles por amor, pero temen que confundan ese cariño con ganas de sexo y es por eso que lo reprimen. Y esas muestras de amor y cariño son las que alimentan el deseo. Sin ellas, el deseo va desapareciendo poco a poco. Entrando en una espiral descendente.

Y también se quejan de que sus parejas, cuando quieren sexo y ellas no, se apartan. Sienten que solo se acercan a ellas cuando tienen ganas de acostarse con ellas, pero el resto del día no las acarician, ni les dicen cuánto las desean, ni las seducen. Y reclaman sentirse deseadas aunque no tengan deseo en ese momento. Reclaman sentirse deseadas las 24 horas. No solo cuando se les pone dura y tienen ganas de descargar. Porque de esa manera se sienten objetos, juguetes a los que solo hacen caso cuando les apetece. Y eso las aleja más del deseo sexual. Y no solo de la pareja, sino el propio deseo, al no sentirse sexis. Y en esas veces que coinciden las ganas, el sexo suele ser mecánico y aburrido. Aunque haya orgasmos. Porque llevan tanto tiempo juntos que ya saben cómo hacer que el otro alcance el orgasmo. Sintiéndose cada vez estos orgasmos más vacíos. Al ponerlos como objetivo, como meta para dar por finalizado el encuentro sin que haya un disfrute de la piel, una intención de alargar ese placer máximo y jugar a sentir verdaderas ganas de *correrse* también se genera una pérdida de deseo por falta de recompensa que nos impulse a querer más u otra vez.

Por muy felices que sean esas parejas en el resto de las esferas de la vida, tanto individuales como de pareja, por mucho que se amen, esas mujeres se sienten encerradas y vacías en el sexo.

La falta de expresión del deseo frustra. Porque no sabemos que tener deseo sexual y expresar nuestro deseo sexual no equivale a querer ir a la cama. A querer tener sexo. De hecho el deseo no es quien nos impulsa a tener sexo, sino la excitación.

Hay que integrar esto para poder expresar nuestro deseo. Porque al igual que expresamos nuestro amor por nuestra pareja con palabras y gestos —un «te quiero», un beso al despedirnos al salir de casa, una llamada para saber cómo estamos, etc.—, deberíamos expresar nuestro deseo. Y también con palabras y gestos.

Para conseguirlo, yo os aconsejo aplicar el mismo ejercicio que en la armonización del deseo en pareja, pues ayuda de la misma manera y es muy efectiva: acordar con la pareja que, cuando uno de los dos quiera sexo, lo diga explícitamente.

Puede parecer *a priori* frío, pero esto permite expresarse sin miedo, sin presión y sin malentendidos. Si a mí me apetece comerle la boca a mi pareja durante un par de minutos, porque además de amarla, la deseo, puedo darme el gusto de hacerlo porque sé que no se va a confundir con ganas de sexo. Que puedo hacerlo y que el gesto quede ahí. Como ese pico cuando me despido al salir de casa. ¡Y es tan liberador!

Y no solo besar. Decirlo. Expresar con palabras cuánto nos gusta esa parte de su cuerpo o esa sonrisa pícara. O quedarnos a observar y admirar a nuestra pareja cuando sale de la ducha desnuda y comienza a vestirse. O mirar mientras se desviste para meterse en la cama. Y qué bien sabe poder acariciar incluso los genitales de la pareja porque está en una postura que invita a ello sin que eso signifique tener sexo después. Porque hemos acordado que, si queremos sexo, se dice. Y lo que hagamos no es querer sexo. Es expresión de deseo. Y a la vez, permite dejarnos acariciar y meter mano sin pensar en que quiere sexo. Eso es otra liberación. Pero también desbloquea el disfrute. Porque al saber que no tiene que ir más allá, os permite disfrutar por el placer de sentiros deseadas sin más.

Y al cabo de pocos días dándonos ese espacio para expresar vuestro deseo, cuando escucháis o decís «quiero sexo» —que es evidente que se puede decir y pedir de muchas maneras— ya no os suena ni os parece frío. Aunque no queráis en ese momento.

Eso sí, hay que acordar también no pedir sexo en medio de una muestra de deseo. Eso no vale porque entonces volverá la represión y os coartaréis. Debe ser independiente. Que eso no quita que se pueda preguntar con cariño y respeto. O insinuarlo. Pero sabiendo que no hay exigencia ni presión.

Expresar el deseo, permitir que os expresen deseo y no sentiros exigidas y/o presionadas a tener sexo solo por desear, aumentará vuestro deseo sexual, vuestras ganas de sexo, vuestra excitación y vuestra autoestima.

Si nos amamos y nos entendemos como pareja, llevar a cabo este sencillo ejercicio no solo será fácil, sino que rejuvenecerá la relación.

5

Orgasmo. Sola sí y en pareja no

Una dificultad erótica que me encuentro mucho en consulta es la de no poder llegar al orgasmo en pareja o que cuesta mucho alcanzarlo hasta desesperar, cuando a solas no hay ningún problema.

Y no solo me llegan mujeres a consulta con esta dificultad. En redes me llegan decenas de mensajes privados pidiéndome que hable sobre por qué ocurre esto.

¿Y por qué ocurre esto? Pues una respuesta —de las varias que hay— está en la neurosexología.

El encendido sexual de una mujer comienza con un «apagón cerebral». Es decir, necesita sentirse confiada y relajada. Esto se da en el sistema nervioso autónomo (que entre otras cosas, controla la respiración, la lubricación y el ritmo cardíaco) y lo activan las caricias, gestos e incluso palabras que le dicen al cerebro que está en un entorno sexual seguro (sin presión, sin obligación, sin cumplir, sin complacer, etc.).

¿Sabes de esas veces en las que te excitan las caricias y que las disfrutas muchísimo pero no logras

«Aprendí cosas de mi cuerpo, mi placer y mi excitación de las que no era consciente. Entendí que no había ningún problema en mí. Que era capaz de llegar al orgasmo y de manera fácil con quien quisiera. Pude liberar mi placer al tomar el control y ahora disfruto de mi sexualidad de otra manera, con mayor satisfacción y plenitud».
L.H. 46 años.

llegar al orgasmo por mucho que insistas y te guste? Pues es porque las sensaciones placenteras se quedan a medio camino. Es porque esas caricias, aunque nos gusten, nos generan algún tipo de ansiedad o pensamiento intrusivo. Se sienten las caricias, pero no hay una respuesta a ese placer por parte del cerebro. Solo un estado de seguridad y confianza desactiva la amígdala, el centro cerebral de la ansiedad y el miedo. Porque sin esta desactivación, los impulsos nerviosos no pueden correr hacia los centros de placer y desencadenar el orgasmo. Se siente el estímulo, pero no hay una respuesta a ese estímulo por parte del cerebro. La amígdala funciona como muro. O como un embudo, quizás, ya que deja entrar a las sensaciones pero impide responder a ese placer —esto explica por qué una mujer puede tardar entre tres y diez veces más que el hombre en llegar al orgasmo.

Hay que tener en cuenta que el cerebro no distingue el entorno o las circunstancias. El cerebro no sabe si estamos teniendo sexo o preparándonos para salir corriendo. Tan solo actúa según las reacciones de nuestro cuerpo. Y si teniendo sexo estamos en un estado de ansiedad, nerviosismo o estrés generado por las expectativas de «¿conseguiré *correrme* hoy o no?» de «¿me gustará? ¿Será o seré buen/a amante?», y por un largo etcétera de pensamientos, el cerebro reconoce un estado de alerta y no un estado de placer. Reacciona tensionándonos y preparándonos para la huida. Y para poder huir, no podemos tener un orgasmo ya que este nos relajaría, nos impediría salir corriendo y nos comería el león.

¿Y cómo creamos un entorno sexual seguro y de confianza? Solo si eliminamos el dolor, la culpa, los miedos y la vergüenza —de lo que hablaremos en el capítulo 12 con más detenimiento—, el cerebro entra en un estado de desconexión y entrega al placer, aumentando la excitación sexual, la lubricación y la sensibilidad. Estado que sí alcanzamos al masturbarnos de forma fácil. Casi instintiva.

El dolor, cuando aparece en la penetración —casi siempre por ir demasiado directos a ella o por no estimular la zona de forma adecuada—, corta toda excitación y activa la amígdala. Por eso es importante escuchar al cuerpo, no dejarse llevar solo por el deseo y por el impulso y aumentar la excitación lo máximo posible para que ese dolor no aparezca en ningún momento.

La culpa y los miedos se trabajan consiguiendo información sobre la sexualidad. Buscándola. Cuestionando las creencias presentes que provocan esos sentimientos. Entendiendo que si siento culpa o miedo por algo que deseo, fantaseo o hago —y no hace mal a terceras personas ni incumple leyes ni es dañino para mí—, es porque quizás sea una creencia impuesta sin base ninguna. Y es nuestro deber buscar saber más ya sea por nuestros propios medios, de ser posible, o con ayuda profesional, para averiguar lo que encaja con mi forma de ver y sentir la sexualidad. La vergüenza se supera con la curiosidad. Debemos tener más ganas de sentir, de saber qué se siente si hago esto o aquello, si pido, o si exploro algo nuevo que me llama la atención. Y para ayudar a la curiosidad, hay que contar con la excitación. Una alta excitación suele bloquear a la vergüenza, que unida a la curiosidad —de algo que debemos habernos planteado, e incluso hablado con la pareja, antes de comenzar a excitarnos— nos permitirá llegar a donde no solíamos llegar.

De todos modos, como he dicho, os hablaré de cómo afrontar estos bloqueos con más detalle más adelante, porque necesita de un capítulo aparte y al que podéis acudir al terminar este, ya que el libro no necesita leerse por orden.

Otro dato curioso es que en las mujeres la activación del sistema simpático, al contrario que en el hombre, provoca que el orgasmo llegue mucho más rápido. En un estudio reciente de la psicóloga Cindy Meston, directora del Laboratorio de Psicofisiología Sexual de Austin (Texas), se explica que la adrenalina segregada tras el ejercicio, la risa, una guerra de almohadas o cualquier actividad física que active el sistema simpático acelera el orgasmo. Pero siempre que sea una activación positiva. En cuanto el sistema simpático se activase por miedo, culpa, dolor o vergüenza, se segregaría cortisol, activaría la amígdala e impediría el orgasmo. También hay que saber que no solo el exceso del simpático bloquea el placer, sino que el defecto —relajándonos demasiado, por ejemplo—, puede impedir sentir la excitación.

Otra respuesta está en los mitos y en la forma de obtener placer. El mito de que la otra persona es la responsable de nuestro placer. El mito de que debemos lograr el orgasmo con lo que nos hacen y que si no lo conseguimos, el problema es de la mujer y no de una escasa educación sexual respecto a cómo debe ser una relación sexual entre dos personas —que no es de otra manera que como a una le apetezca. No hay un «método», ni trucos, ni reglas generales—; o de una mala comunicación o falta de entendimiento —cuando no expresamos lo que queremos, nos gusta, nos excita o preferimos, pero también cuando lo hacemos pero no nos hacen caso—; o del desconocimiento de nuestro propio placer —porque no nos masturbamos, por ejemplo, o porque no pongo conciencia en lo que me produce placer y luego no sé cómo reproducirlo—; o de tener un mal amante, o sea, una persona egoísta que solo va a lo suyo. Que por mucho que le expliquemos, guiemos o pidamos, le da lo mismo. No lo hace.

Por otro lado, y unido a esto último, si observamos cómo nos masturbamos, las circunstancias en las que lo hacemos, la manera de hacerlo y con qué lo hacemos, de qué estamos pendientes cuando estamos en ello, etc., y comparamos todo eso con cómo nos comportamos en una relación con otra persona, tendremos muchas pistas de por qué cuesta tanto alcanzar el orgasmo en pareja. La mayoría de las veces se trata de que es distinta por completo. Como por ejemplo, que en la masturbación el protagonista es el clítoris y en la relación suele ser la penetración. En que cuando nos masturbarnos no estamos pendientes del orgasmo porque tenemos la seguridad de que vamos a tenerlo, y en la relación no solo no estamos seguras al intentarlo con la penetración, sino que nos presionamos por conseguirlo —activando la amígdala—. En la masturbación no nos preocupa nada, y en la relación casi todo el tiempo estamos pendientes de la otra persona: si se estará cansando, si le gustará, si mis fluidos sabrán bien, si oleré raro, si lleva mucho tiempo y yo no le he hecho nada, etc.

Y entre la falta de sentirnos confiadas y seguras, los mitos y que follamos de manera distinta a como nos gusta o como solemos obtener nuestro placer, tener un orgasmo en pareja se hace tan difícil como fácil conseguirlo a solas.

En consulta, los profesionales, trabajamos todo lo anterior: tanto la culpa, la vergüenza, el dolor, el miedo y la ansiedad para desactivar la amígdala como la observación de la diferencia entre masturbación y relación sexual para hacer los cambios necesarios. Y así tomar el control y la conciencia del propio placer y aprender a alcanzar el orgasmo de forma natural con quien queramos, cuando queramos y de la forma que queramos.

Así que mi consejo es el siguiente: analiza tu masturbación y tus relaciones sexuales.

Agarra papel y bolígrafo o mejor aún, coge unos *post-it* de varios colores. Para empezar, pon en la pared o en un armario, o donde más cómodo te sea para visualizarlo de lejos cuando acabes y darle perspectiva, estas preguntas:

—¿Cómo me masturbo? ¿Qué posición tomo? ¿Qué utilizo para masturbarme? ¿Qué zonas estimulo? ¿Cómo las estimulo?
—¿Cuánto tiempo utilizo para masturbarme hasta *correrme*? ¿Estoy atenta al tiempo realmente o me da lo mismo? ¿Le doy importancia?
—¿Me masturbo excitada? ¿Me masturbo cuando lo deseo? ¿En qué momentos lo hago?
—¿Sigo un patrón? ¿Me masturbo siempre igual?
—¿Dónde me masturbo y en qué circunstancias?

Y en una columna al lado, y de otro color, estas otras preguntas:

—¿Cómo son mis relaciones en pareja? ¿Qué posición tomo? ¿Con qué me estimulan? ¿Qué zonas me estimulan? ¿Cómo las estimulan?
—¿Cuánto tiempo dedicamos? ¿Estoy pendiente de si tardo? ¿Le doy importancia?
—¿Estoy excitada cuando tengo relaciones o solo deseo tenerlas? ¿Siempre tengo relaciones cuando lo deseo o me dejo llevar? ¿Me dejo recibir o solo complazco? ¿En qué momentos tengo relaciones?
—¿Sigo un patrón?
—¿Dónde follamos y en qué circunstancias?

Después, comienza a contestar la primera pregunta de cada columna y pega la respuesta a su lado. Así hasta terminar con todas. No lo pienses mucho y no te pares a releerlas. Una vez que hayas acabado, toma distancia, siéntate si lo deseas y observa.

Las filas donde las respuestas sean idénticas, descártalas y quédate solo con las filas donde se vea una clara diferencia entre las respuestas. Esas diferencias serán las que te den las pistas de por qué te cuesta tanto tener un orgasmo en pareja cuando a solas es tan fácil.

Ten en cuenta que no es lo mismo olvidarte de si tardas en llegar al orgasmo cuando te masturbas, que la presión por no tardar que suelen autoimponerse las mujeres cuando están en pareja. O como hemos dicho antes, no es lo mismo masturbarse centrándote en el clítoris a que el placer esté centrado en el coito. Tampoco es lo mismo estar acostumbrada a llegar al orgasmo siempre tumbada bocabajo, con las piernas cerradas y haciendo presión en el clítoris, que estar bocarriba, piernas abiertas y la pareja frotando el clítoris. ¿Que se podría aprender a disfrutar y tener orgasmos de otra manera? Por supuesto. Pero primero se trata de conseguir, disfrutar y llegar al tan ansiado orgasmo —y no tanto por llegar, sino por sentir que puedes llegar— tanto a solas como en pareja. Se trata de llevar tu forma de masturbarte a la relación sexual en pareja. Se trata de convertir las diferencias que has encontrado en este ejercicio en similitudes. Debes «usar» a tu pareja para tu placer. Al igual que usas tu propia mano o un juguete. Y si no sabes cómo, puedes acudir a terapia sexual para que te ayuden, guíen y aconsejen.

APLICACIONES DE CITAS Y LA DIFICULTAD PARA ORGASMAR

Otro motivo por el cual a solas sí puedo orgasmar y en pareja no es el uso de las aplicaciones de citas. Pero vamos a explicarlo aparte ya que tiene sus propias características.

Ya hemos hablado de la confianza y seguridad necesarias para que la amígdala no se active y bloquee la llegada de los impulsos nerviosos a los centros de placer. Y podría parecer que cuando quedamos con una persona desconocida, pero tenemos sexo en la primera cita, es normal no sentir esa confianza y como consecuencia, no conseguir el orgasmo.

Pero utilizar la aplicación de citas va más allá. Al menos, en los muchos casos que han pasado por consulta. Está claro que cualquier dificultad erótica que nos suceda es un compendio de factores desencadenantes de esa dificultad, pero analizarlas una a una nos da una conciencia que de otra manera no alcanzaríamos.

De hecho, la primera vez que descubrí la influencia de estas *apps* fue charlando con una amiga sobre sexo, cómo no. Ella comenzó a contarme que muchas veces no llegaba en pareja al orgasmo. Que cada vez que tenía una cita por *Tinder* era una lotería. Que se lo pasaba muy bien siempre, pero que no sabía si se correría o no. No le obsesionaba. Tampoco le pasaba con todos sus amantes, aunque sí con la mayoría. Es una mujer abierta, libresexual y con las cosas muy claras. Conoce muy bien su cuerpo y pide lo que quiere y cómo lo quiere. De hecho afirma que casi todos le hacían caso y la estimulaban tal y como quería. Cumplían sus expectativas de placer. Pero no llegaba a *correrse*.

Así que había que desechar diferencias entre su masturbación y las relaciones sexuales, y también descartar que su amígdala se activara. Porque según me explicaba, todo era igual tanto con los amantes con los que se corría como con los que no se corría. Lo que más le fastidiaba era que había más veces en las que no llegaba que en las que sí.

Así que indagando y con varias cervezas por medio más, conseguimos encontrar una posible causa.

Resulta que el uso casi indiscriminado para conocer a alguien y follar, nos ha convertido en ocasiones en un mercado de personas. Elegimos por foto y nos olvidamos de conectar. De la química. Esa sensación tan necesaria para sentir excitación por alguien.

La atracción visual —al ver una foto—, la mental —al chatear con esa persona al hacer *match*— y el impulso sexual por follar, ya sea porque las conversaciones han subido de tono, porque llevo tiempo sin sentir una piel y me apetece mucho, por ambas cosas o por cualquier otro motivo, no nos aseguran una excitación que nos lleve al orgasmo.

Aparte de la confianza y seguridad ya mencionadas, necesitamos excitación. Tanto mental, como corporal. Necesitamos que el olor de la otra persona, su tacto y contacto, su voz y su cercanía, nos erice la piel. Esto es algo que debe pasar o de forma espontánea (porque a veces pasa) o poquito a poco. Pero cuando se da de una manera rápida como sucede en estas aplicaciones de citas, respondiendo a esta nueva cultura de la inmediatez, el factor químico desaparece. ¿O tendría que decir mejor el factor alquímico? La cuestión es que tan solo existe un impulso sexual. Pero no un deseo consciente ni una atracción química hacia la otra persona —recordad el triángulo impulso-atracción-deseo del capítulo anterior—. Y en consecuencia, nos falta la excitación mental y corporal necesaria para llegar al orgasmo. Incluso diría que la excitación mental que muchas personas sí afirman sentir es más condicionada que real.

Porque muchas veces confundimos deseo con excitación. El deseo, como ya hemos dicho, es la anticipación del placer. Es la expectativa. Son las ganas de follar. Y la excitación es el placer en sí mismo. Lo que sentimos.

Cuando leemos un relato o un fragmento de novela erótica, cuando vemos una película o una escena sensual, cuando nos susurran o nos escriben «guarradas», se activa ese deseo expectante. Nuestra mente navega por ideales de placer. Imaginamos nuestro placer. Y es genial. Pero eso no es excitación, es deseo. Y el problema llega cuando pasamos a la acción. Porque las ganas de follar no son suficientes. Si la excitación no está al mismo nivel que el deseo, llega la frustración. Y si la frustración permanece, el deseo se apaga y la excitación se esfuma. Y se puede sentir muy placentero el encuentro sexual, pero no pasará de ahí.

Por eso la atracción —a todos los niveles— es tan importante. Tenemos el impulso sexual. Y este impulso genera un deseo, una expectativa de placer. Pero nos falta la atracción química. Ese olor, ese roce, ese calor cuando están cerca... Esas sensaciones orgásmicas que producen placer sin tener sexo pero que nos llevan no solo a desear tenerlo, sino a necesitarlo. Eso que activa ese punto salvaje de querer follar. Necesitamos este triángulo —impulso, deseo y atracción— para lograr excitarnos mental y físicamente. Para que no solo nos guste lo que nos hacen, sino para que nuestra mente esté activa en ese placer todo el tiempo.

Y a mi amiga es lo que le pasaba. Que con los chicos que quedaba era porque le parecían monos y cuando charlaba con ellos le parecía que eran majos, simpáticos y estaban dentro de sus requisitos para acostarse con alguien. Y como cuando llegaba el día de la cita ya se habían calentado por chat y las ganas de tener sexo eran enormes, no pensaba en tener varias citas, en despertar la tensión sexual y alargarla para encender la atracción y aumentarla. Se centraba solo en las ganas y en que, como los dos querían, pues para qué esperar a follar. Pero pensando en todo esto, comprendió por qué sí lo logró con esos dos o tres. Con esos amantes tuvo varias citas por circunstancias. Y no fue consciente de esa atracción creciente y esa excitación mental que permitió tener orgasmos en los encuentros con ellos. Y también entendió que las otras veces no estaba excitada, al menos mentalmente, en realidad.

HIPERVIGILANCIA *VERSUS* CONTROL

«Yo es que soy muy controladora, Sergio, por eso no llego al orgasmo. Mi cabeza siempre está ahí e impide que pueda descontrolarme y disfrutar». Esta frase quizás te suene. Hasta puede que pienses que cómo ha podido llegar esta frase tuya a este libro. Pero aunque parezca mentira, esta frase, casi idéntica, la repiten muchas mujeres en consulta. Si no fuera por su connotación negativa, podríamos decir que es un mantra.

Cada vez que una mujer se sienta en el sillón de la consulta frente a mí y lo primero que me dice es esta frase, mi contestación es: «Mentira. Tú no eres una mujer controladora».

Ahí empieza una simpática discusión. Ellas creen que por tener su vida bajo control, sobre todo la laboral, son controladoras también de su vida sexual. Hasta que les digo: «Si fueras una mujer controladora, serías capaz de dejarte llevar, de descontrolar durante el sexo. Pues el control te permitiría hacerlo. Si eres incapaz de apagar tu cerebro cuando se requiere, no eres controladora, sino hipervigilante».

Como he dicho, y me repito, tener el control de tu sexualidad, de tu placer, de tus sentidos cuando tienes relaciones sexuales, es ser capaz de dominar el miedo, la vergüenza, la culpa y cualquier pensamiento intrusivo que te impida relajarte y disfrutar. De lo contrario, estaremos en realidad activando la hipervigilancia.

La hipervigilancia es ese estado en el que estamos observando todo lo que ocurre. Y en lugar de estar abandonadas a sentir, estamos pendientes de si sentiremos o no. Estamos pendientes de si me hará daño, de si me gustará lo que me está haciendo, de si lograré *correrme*, de si mi vulva olerá bien, de si esa parada que ha hecho mientras *me comía el coño* ha sido porque sabe mal o porque necesitaba respirar... Y eso no es control. Es permanecer en un estado que impide sentir, disfrutar y sobre todo, recibir placer.

Imaginad que vivís en una casa en medio del campo. Como tenéis miedo a que por la noche pueda venir un ladrón y colarse, instaláis una alarma muy sofisticada. Es una alarma que te avisa si alguien se acerca a cinco kilómetros. Además, la casa cuenta con un sistema de protección impenetrable. Cámaras por todos lados. Habitación del pánico y en caso de necesitarlo, personal de seguridad se presenta allí en un minuto. Pues la hipervigilancia es que, a pesar de todo este gran sistema de seguridad, de que sabes que no puede pasarte nada ni entrar ningún ladrón sin ser descubierto, no duermes por miedo a que logre entrar. No duermes y, además, te levantas cada hora a mirar las cámaras de seguridad por si ves algún movimiento extraño. Compruebas que la luz no se haya ido y que el generador auxiliar esté lleno de gasoil. Que las puertas están bien cerradas... Y si por casualidad alguien se acerca a tu casa y no sabes quién es y activas la alarma y sueltas a los perros, está claro que te va a proteger de seres indeseables. Pero también va a evitar que conozcas a gente que merece la pena conocer.

¿Lo podéis imaginar? Pues aunque este ejemplo es un poco exagerado, así es como actuamos a veces en nuestras relaciones sexuales, y lo que impide que tengamos un orgasmo o incluso lleguemos a disfrutar o a sentir placer.

Ya hemos hablado de la importancia de la seguridad y la confianza para que podamos relajarnos y excitarnos de forma adecuada. Por lo que para trabajar esa confianza y seguridad —en vosotras mismas sobre todo— es necesario ir paso a paso. Sin prisas. Construyendo ese momento de irnos a la cama con alguien. Debemos dejar a un lado la hipervigilancia porque si no encenderá la amígdala en lugar de desconectarla.

Si sabemos que nos hemos lavado —por ejemplo— no podemos estar pendientes de si la vulva olerá. Si sabemos que estamos sanas, no podemos estar pendientes de si el flujo tendrá mal sabor. Si hablamos y nos comunicamos con la pareja, no podemos estar pendientes de si se cansa, porque esa persona es mayorcita para decirlo de ser así. No podemos responsabilizarnos de lo que la otra persona podría pensar o querer. Primero porque es cosa de esa persona, y segundo porque son supuestos, inventos de nuestra cabeza que nos impedirá centrarnos en nuestro placer.

Si conocemos lo que nos gusta, no podemos esperar a ver si esa persona lo adivinará. Si nos gusta que nos besen y toquen por todo el cuerpo, deberíamos aprender a disfrutar de eso, no pensar en si me gustará. Podemos indicar, guiar, pero no quedarnos esperando. Si te gusta comer, y comes de todo, cuando tienes hambre y te preguntan a qué restaurante quieres que te lleven, te da lo mismo dónde. Sea lo que sea. Me gusta comer y tengo hambre. Luego es posible que a tu plato le falte sal para tu gusto. O necesites mayonesa para acompañar. Pero, por lo demás, disfrutas de ese plato. ¿Puedes toparte con una comida malísima? Sí. ¿Una comida que no la arregla ni la sal ni una salsa? Por supuesto. Pero un mal cocinero no significa que no sepas disfrutar de la comida, ¿verdad? Alguna vez seguro que te ha pasado ir a comer a algún sitio y que el plato fuera incomestible. ¿Pensaste en ti misma como una persona que no sabe disfrutar de la comida o que no «sabe comer» fuera de casa? Pues en el sexo es igual.

El menú es lo que te gusta y lo que no de todo lo que se puede hacer. El punto de la carne, tu gusto en los estímulos: poco hecha, más lento —por ejemplo—; muy hecha, más fuerte. También puedes dejarte sorprender. Porque si te gusta comer, y te gusta todo, te dará lo mismo y no estarás pendiente de los ingredientes, sino disfrutando del sabor. «La elección del chef» podrías elegir. Que te sorprendan. Y si hay algo que no soportas, se dice como harías en un restaurante o cuando te invitan a comer a una casa: no como pescado. No me gusta el kiwi. Por lo que si avisas, no necesitas estar pendiente de ello. Puedes disfrutar de la comida. Y si por casualidad te cuelan sin querer el pescado que no te gusta, lo vas a detectar a la primera, vas a poder apartarlo, avisar y continuar disfrutando. Porque si controlas, sabes que lo detectarás y no habrá mayor problema. Si tienes miedo, estarás toda la cena hipervigilante, pendiente de todos los ingredientes, preguntando a los camareros y perdiéndote los sabores de la comida y la compañía.

PERDER EL ORGASMO DESPUÉS DE TERMINAR UNA RELACIÓN LARGA

Otra variante que me he encontrado en varias ocasiones es la de esa mujer que tras una ruptura de una relación de muchos años con la misma persona, donde no tenía problema para llegar al orgasmo, no lo consigue cuando comienza a tener relaciones con otras personas. Y además de la frustración y agobio que conlleva, esas mujeres sufren porque no logran entenderlo.

Para estos casos, serviría el ejercicio de los *post-its*, pero haciendo tres columnas en lugar de dos: cómo me masturbo, cómo son mis relaciones, cómo eran las relaciones con mi expareja. Para poder observar y comparar qué diferencias hay y entender dónde «se tuerce» la cosa.

Además de este ejercicio, y todo lo señalado durante este capítulo, tenemos que comprender que al igual que adquirimos hábitos masturbatorios, se pueden crear hábitos en la relaciones sexuales. Sobre todo en parejas de muchos años y/o con una única persona.

Esa persona, aunque ya no sea nuestra pareja, y nuestros sentimientos hacia ella hayan cambiado, en un principio la amábamos. Y en ese principio, la deseábamos y disfrutábamos con ella. Y nos acostumbramos a llegar al orgasmo con ella. Y como sabía cómo hacernos llegar al orgasmo, nos despreocupábamos de ello. Nos abandonábamos y dejábamos llevar. Como con la masturbación. Sabíamos seguro que orgasmaríamos. Por lo que no solo no nos preocupaba, sino que no poníamos atención a ese pensamiento.

Sin embargo, al experimentar con nuevas personas, a parte de ese posible patrón adquirido con nuestra expareja, le añadimos los nervios, las preocupaciones de si seremos buenas amantes, de si sentiremos mejor o peor, y un largo etcétera de pensamientos intrusivos. ¿Eso qué nos deja? Una amígdala activada de nuevo. El resto ya lo conocéis.

Y otra cosa que a veces sucede es que no se conoce el propio cuerpo. Toda la relación anterior, al comenzar desde muy joven y ser la primera pareja, se basó en todos esos mitos de amor romántico que nos dice que la otra persona es quien debe conocer nuestro placer. Que es quien debe darnos el orgasmo. Que si tienes pareja, no hay que masturbarse. Y distintas creencias similares que impiden que el placer esté a merced de esa pareja y no sea algo nuestro. Que no podamos conocer ni controlar.

Entonces, sin querer, le otorgamos a esa pareja «superpoderes». Solo ella sabe darme placer. Solo ella conoce lo que me gusta y cómo me gusta. Solo ella sabe hacérmelo. Y ese pensamiento nos acompaña en cada relación sexual diferente. Comparamos pero desde el: «Otro que no va a saber». Sin entender que nuestro placer nos pertenece. Que es nuestra responsabilidad conocerlo, comunicarlo y buscarlo. Que debemos aprenderlo. Explorarnos, tocarnos, observarnos... Que no podemos esperar a que llegue otra persona y «dé en el clavo». Porque al final, navegaremos entre dependencia sexual y dependencia sexual.

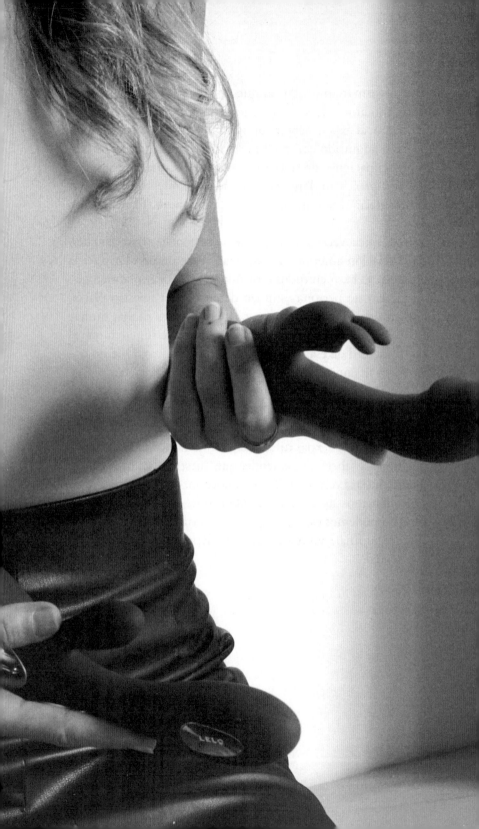

6

Tengo dudas de lo que me gusta y de si es correcto

Un día, hablando con una amiga mientras paseábamos por la playa, me hizo una consulta sobre sexualidad. Sobre su sexualidad, siendo concretos. Me preguntaba sobre la forma en la que nos excitamos. Sobre lo que nos excita a unos y a otros. Sobre esas cosas que vemos en películas, leemos en libros o que imaginamos o soñamos sin saber de dónde han venido esos pensamientos o sueños, pero que nos agita rememorarlo.

Quería saber si estaba mal excitarse con alguien que no sabe que nos excita. Ya sea por algo que hace esa persona de forma natural o ya sea por su sola presencia —su olor, sus gestos, su contacto, etc.—; o porque tu trabajo conlleva un trato cercano con las personas y eso genera un ambiente de intimidad más propicio a las fantasías; o incluso cuando la peluquera te lava el cabello de forma mecánica y sin intenciones, pero a ti te ponen cachonda sus manos y la fricción de sus dedos.

«Encontré las herramientas para abrazarme a mí misma y para reconciliarme con lo que soy y cómo siento. Eso me dio una paz brutal para darme permiso a ser yo. Me abrió el camino para explorar mi sexualidad desde como yo la siento y a aceptarla y disfrutarla así».
C.M. 33 años.

«¿Está mal excitarme con algo que no debería?», me preguntó. «¡Cuánto daño nos hace la normatividad impuesta!», pensé yo. Por cierto, es una palabra que leerás muy a menudo a lo largo del libro. En su propia pregunta estaba la respuesta. ¿Por qué no debería excitarse? ¿Por qué creemos o sentimos que está mal excitarse con ciertas personas, momentos o circunstancias?

La sociedad nos dice que la excitación está bien y podemos dejarnos llevar cuando se trata de nuestra pareja y solo en situaciones románticas o eróticas con dicha pareja, y siempre en la intimidad de un hogar, nada de por la calle o lugares públicos. En casa. Donde nadie pueda vernos. En un entorno de intimidad y privacidad. O si acaso, está bien excitarse con personas con quienes existe una atracción sexual evidente y aparentemente mutua —vamos, el típico flirteo con un(a) compañero/a de trabajo, clientela, paciente, etc.— siempre que no tengamos pareja, ojo, y llevemos el siguiente nivel de coqueteo, si es correspondido, a la intimidad también. Todo lo demás, debemos reprimirlo. Disimularlo. Hacer como que no está ocurriendo o que no ha ocurrido. Porque la norma dice que sentir eso está mal y no queremos ser señaladas. Pero en realidad negarlo nos frustra. Sin darnos cuenta del daño que eso nos hace y cómo bloquea nuestra sexualidad, limitándola.

Porque cuando nos excitamos con una persona desconocida de manera unilateral, o con una situación que no es la normativa, nos entra la duda y el sentimiento de culpa. Cuando nos excitamos con momentos y circunstancias que se salen de lo habitual en nuestra vida sexual, nuestra vida de pareja y de los mandatos sociales y culturales, reprimimos el placer y el disfrute sin cuestionarnos la posibilidad de que no esté mal aunque vaya en contra de la normatividad. Si siento excitación y placer cuando me lava la cabeza la peluquera o ayudo a un cliente guapo a abrocharse un *cárdigan* que se está probando, nadie lo sabe. Aunque creamos que se nota, no es así. Por lo que no hay diferencia entre reprimirlo o disfrutarlo. Bueno, sí que hay diferencia, y mucha. Me refiero a que ambas cosas, haga la que haga, no las va a saber nadie. Entonces, ¿por qué no lo dejamos fluir si es nuestro?

Lo único que hay que cuidar es no invadir el espacio y la intimidad de la otra persona. Ser racionales y usar el sentido común. Mientras no limitemos la libertad de los demás ni acosemos, ni les perjudiquemos, mientras no se haga mal o daño, sentir excitación con o por alguien no es malo ni indebido. Aunque la otra persona no sea nuestra pareja o no lo sepa. Esa excitación, al ser solo nuestra, no le interesa a nadie. Decirlo podría causar malestar y ya hemos dicho que eso es lo que hay que evitar. Otra cosa es esa situación de tonteo con alguien que antes hemos hablado. Ahí sí podemos decirlo. De hecho decirlo nos daría más posibilidades de éxito. Y justo cuando podemos es cuando no solemos decirlo. ¿Por qué? Pues por más de lo mismo: normatividad. Eso no es correcto. Y menos en una mujer.

Como digo, lo que sentimos es nuestro. Únicamente nuestro. Y podemos compartirlo y expresarlo solo cuando sabemos que podemos hacerlo. Si no, nos lo guardamos para nuestro propio disfrute y deleite. Si me produce excitación al lavarme la cabeza la peluquera es mío. Para mí. Ella no tiene por qué saberlo, ya que la incomodaría. Pero sentirlo y disfrutarlo para uno mismo no hace daño a nadie y nadie sale perjudicado. No tengo que sentirme culpable por sentir placer, aunque parezca que la situación no sea «adecuada» o erótica. Hasta es correcto al llegar a casa masturbarme para soltar esa excitación vivida y recordando las manos de la peluquera —perdonadme, peluqueras que leáis este libro—. ¿Por qué iba a estar mal? ¿Hace daño a alguien mi intimidad? Otra cosa muy distinta sería obsesionarse con ello o acosar a la peluquera. O decirle sin venir a cuento lo mucho que os excita. ¿Os suena? Esto ocurre mucho en las redes en la actualidad. Y suelen sufrirlo más las mujeres, quizás por ello son las mujeres las que más reprimen la excitación espontánea fuera de lo normativo y las que creen que está mal sentirlo. Pero son cosas muy distintas y hay que comenzar a comprenderlo.

Precisamente lo que suele bloquearnos respecto al deseo y la excitación es intentar encasillarlos en un marco o etiqueta concreta. Pensar que solo en una determinada situación pueden darse esos sentimientos sexuales. Reprimimos por un lado y mecanizamos su funcionamiento por otro, intentando adaptarlo a algo general que sirva para todo el mundo. Y sin saber por qué, luego nos quejamos de que tenemos falta de deseo o no nos excitamos. «Forzamos» a que se dé de una única manera que puede no ser la nuestra o la que mejor active nuestra respuesta sexual. Nos coartamos y reprimimos tanto, que después es imposible que se dé el placer. No dejamos que fluya por miedo y por creerlo incorrecto —creencia que genera vergüenza ante el solo pensamiento de hacerlo—. Y si dejamos que fluya, nos sentimos culpables. Así que vivimos, sin darnos cuenta y solo por encajar, en un continuo estado de represión y frustración.

Comprender que la excitación, el deseo, el placer o la fantasía nos pertenece y que nada ni nadie nos puede decir cómo debemos sentirlo nos permitirá explorar sin tanto miedo, culpa o vergüenza. Por mucho que nuestros gustos sean distintos a los de la mayoría. Que luego habría que ver por un agujerito a esa mayoría si realmente son tal y como presumen.

¿Te gusta lo que sientes? ¿Te gusta cuando te excitas aunque creas que está mal o no es el momento o la persona adecuada? Pues hazte la pregunta que yo le hice a mi amiga: ¿Por qué no deberías excitarte? Y si la respuesta es una creencia moral, algo que es impuesto, algo que te obliga a reprimirte para parecerte a la mayoría, entonces no tiene sentido hacer caso y sentirte mal por ello. Y si esa respuesta no hace daño a nadie, no es malo. Así que fluye.

Lo único que está mal es forzarnos a que nos guste algo que no nos gusta para encajar o reprimir nuestros gustos para que no nos juzguen o parecer raras, guarras, insaciables, indecentes, etc. Como he dicho antes, si nuestro placer no implica hacer ningún mal a terceras personas ni a nosotros mismos, siempre será correcto por el simple hecho de ser nuestra forma de sentir.

¿Y QUÉ PODEMOS HACER CUANDO SINTAMOS QUE NOS EXCITAMOS CON ALGO «INCORRECTO» SEGÚN NUESTRAS CREENCIAS?

A algunas personas puede bastarles haber leído el título de este capítulo para hacer «clic». Pero otras, aunque lo entiendan, son incapaces de desprenderse de la culpa o la vergüenza. Porque a veces, por muy fácil que sea comprenderlo cuando llega el momento de hacerlo, se hace muy difícil.

Hay distintas maneras de superar estos sentimientos y fluir con nuestra excitación. La más rápida sería hacer terapia sexual, psicológica o ambas, y apoyarse en un profesional. Pero si nuestra economía no nos lo permitiera, hay opciones para, al menos, comenzar a sentirse mejor y aceptar esos momentos como naturales.

A mí me gusta recomendar que se escriban en un papel esas situaciones donde nos excitamos y nos hacen sentir incomodidad, culpa o vergüenza. Porque no es lo mismo recordarlo en nuestra mente —que nos suele traicionar mezclando la imagen con el sentimiento— que visualizarlo mientras se lee un rato después de escribirlo. A veces, cuando se lee en voz alta varias veces, pierde el sentido y ya no nos parece tan malo. Incluso puede llegar a parecernos ridículo sentirse mal por algo tan natural que no hace daño a nadie y que nadie se da cuenta de que sucede —el excitarnos—.

También es bueno informarse. Hay que tener cuidado de las fuentes a las que acudimos, pues aunque es verdad que hoy día es muy fácil encontrar todo tipo de información en internet y las redes sociales, también es cierto que la sobreinformación puede dar lugar a una información errónea. Así que localizando fuentes fiables de información, podemos comprender mejor lo que sentimos y apartar la culpa y la vergüenza. Una advertencia: aunque la fuente de información que hayas encontrado sea fiable, contrasta. No te quedes con lo primero que leas o te cuenten. Acude a una segunda o tercera fuente. Hasta cuestiona todo lo que leas en este libro, pues recuerda que estás leyendo sobre subjetividades, que no hay generalidades y sí diversidades. Y quédate con lo que te resuene y te haga crecer y comprenderte un poquito mejor.

Y por supuesto, la manera que más me gusta para superar estos pensamientos intrusivos que nos impiden disfrutar de nuestra excitación por salirse de la normatividad, es la exploración. Revivir en un entorno seguro eso que nos excita y a la vez nos incomoda por la situación o el momento. Buscar a alguien de confianza con quien explorarlo. Con quien hablarlo y pedirle que lo reproduzca con nosotras. Como una obra de teatro. Es un ejercicio que realizo en consulta muchas veces, pero que se puede llevar a cabo por vosotras mismas. Vivir esa excitación sintiéndote segura y confiada, dejándote fluir sin miedo, te permitirá observarte de manera más objetiva. Observar si realmente era tan malo como imaginaba nuestra mente debido a las creencias y normatividad, o no era para tanto y, por lo tanto, poder disfrutarlo y romper ese bloqueo.

Y si aun así sigues pasándolo mal pero quieres superarlo, entonces busca la forma de conseguir hacer la primera opción: la terapia.

7

«Desatadas». La búsqueda del placer después de un divorcio

Se dice que después de un largo matrimonio —o relación— las personas se «desatan» y entran en la promiscuidad —como si fuera algo malo o una fase que ya pasará—. Lo curioso es que es una situación, si no bien vista por la sociedad, sí bien aceptada. Como si fuera lo «lógico». Pero que después de un tiempo, se espera que «sientes cabeza» y vuelvas a ser una persona «normal» con pareja estable.

Cuando ha existido una relación muy larga y esta se rompe, y las relaciones sexuales en pareja no han sido satisfactorias o han sido muy escasas —sobre todo en los últimos años de la relación—, suelen ocurrir dos cosas una vez pasado el duelo: una, queremos explorar lo que hemos reprimido y fantaseado durante mucho tiempo; y dos, no queremos compromisos ni relaciones sentimentales de ningún tipo. Por eso la única

«El 2019 me trajo el divorcio después de casi 20 años de matrimonio. Trabajar en mí me ayudó a entender cosas que me pasaban, que pasaban con mi expareja y en nuestra relación. Me ayudó a darme permiso y centrarme en mí y a creerme que aún tengo mucho por disfrutar sin miedo a que me juzguen y sobre todo, sin juzgarme».
R.P. 57 años.

95

solución es ir de amante en amante. No se trata de una promiscuidad inconsciente o que entres en una fase «adolescente» por haber roto después de tantos años con una misma persona: son las circunstancias. Pero esto no suele suceder hasta que te acuestas por primera vez con alguien después de la ruptura. Y pueden pasar meses de esto. Lo que pasa es que, al tener sexo con otra persona donde todo nos da lo mismo, donde no hay compromiso ni presión, esos deseos reprimidos afloran, y es cuando entran las ganas de explorar lo que no pudo ser. Y como hemos dicho, como no se desea una relación emocional estable, se termina cambiando de amante dando esa sensación de «desatada» sexual.

De la misma manera, y a pesar de haber estado muchos años con una misma persona, si el sexo fue muy satisfactorio y poco represivo y se rompió por otras razones, las ganas de explorar después de la ruptura no existirán. No habrá ese impulso por explorar la sexualidad ni necesidad de ir de amante en amante descubriendo placeres. Sí que posiblemente haya amantes. Pero más espaciados, quizás más duraderos y no dará la sensación de promiscuidad.

Y esas personas que no tienen un deseo sexual alto —por cierto, ¿qué es un deseo sexual «alto»? ¿Quién lo mide? ¿Alto con respecto a qué o quién?— o que no han sentido la necesidad ni el impulso de explorar nada, nunca, se sentirán bien sin amante ninguno. Sin necesidad ni de explorar ni de tener sexo alguno.

Por lo que no tenemos que sentir la obligación de acostarnos con muchas personas solo por haber estado en una relación durante muchos años.

Y hagamos lo que hagamos, y lo hagamos por lo que lo hagamos, mientras sea consciente y desde el deseo y no la carencia, tanto una cosa como la otra serán correctas. Tan solo porque será nuestra decisión. Porque lo malo de hacerlo desde la carencia es que con probabilidad puede haceros sentir vacías con el tiempo.

Así que esa búsqueda del placer después de un largo matrimonio viene más dado por la conciencia de todo lo reprimido en las relaciones sexuales, el aburrimiento en ellas y las ganas de por fin poder explorar todo lo deseado y fantaseado, que por haber estado muchos años con una misma y única persona. Y el resultado de tener varios amantes son las pocas ganas de establecer ningún tipo de relación emocional —que no quita que de pronto pueda surgir el enamoramiento, por supuesto—.

Por otro lado, hay que tener en cuenta un par de circunstancias que suelen aparecer al comenzar a tener relaciones sexuales con otras personas después de muchos años con una sola.

Una es que, a pesar de explorar la sexualidad y darse permiso a hacer cosas nuevas y superexcitantes, y a pesar de haber despertado un deseo que antes no se sentía, no se consigue llegar al orgasmo. Cosa que sí sucedía con la expareja aunque el sexo fuera aburrido —hemos hablado de esta posibilidad en el capítulo anterior—.

Esto pasa por el patrón o costumbre adquirida durante tantos años con la misma persona. La misma postura, la misma práctica, la misma forma, el mismo ritmo… que por un lado, permite alcanzar el orgasmo y es genial. Pero por otro lado, al no explorar otras vías de sentir placer, al no jugar, al reprimir deseos, etc., no logramos aprender de nuestro cuerpo. Nos limitamos sin querer. Y al pasar tanto tiempo siempre de la misma manera, se refuerza ese hábito. Y cuando de pronto cambiamos el patrón al cambiar de pareja sexual, no llegamos. Porque nuestro cerebro tiene muy bien aprendido el camino al orgasmo. Porque nuestro cerebro cree que aquel camino que conocía era el único que le llevaba al orgasmo. Por lo que, al explorar o sentir algo diferente, el cerebro, en lugar de abandonarse y disfrutar, se estresa. Y aunque haya mucha excitación, mucho deseo y mucho disfrute, nuestro cerebro activa la amígdala y esta a su vez impide que los impulsos nerviosos lleguen a los centros del placer responsables de desencadenar el orgasmo. Y por más que insistamos, no lo logramos. Por más amantes con los que exploramos, nada.

¿Qué podemos hacer en esos casos? Explorar desde otro lugar. Cuando tenemos una cita y mantenemos relaciones sexuales, ambos buscan el placer pero sin un objetivo «terapéutico», sin la intención de ayudarse a descubrir otras formas de sentir placer. Nos suele dar vergüenza o reparo contarlo. Nos da apuro pedir que nos ayuden a descubrirnos. Pero eso es lo mejor que se puede hacer. ¿Podría explorarme yo sola? Claro que sí, pero sola ya sabes llegar al orgasmo, y con otra persona que no sea tu ex, no. Por lo que la exploración debe ser en pareja.

Nos desconocemos. Con nuestra expareja nos abandonábamos a la rutina sin prestar atención a nuestra respuesta sexual. A nuestra excitación, a lo que activaba mi placer, a qué hacía o cuándo lo hacía… Solo nos dejábamos hacer y disfrutábamos del orgasmo sin pensar en tomar conciencia de él. Y toca reaprender. Re-conocerse. Redescubrirse. Y la mejor manera es pidiendo ayuda. Así nos quitamos la presión que tendríamos en una relación donde no se habla. Y así podremos relajarnos y explorar con curiosidad y morbo. Hacerlo divertido.

Lo más recomendable es alargar la excitación no genital primero y la genital después. Acariciar, besar, morder o lo que se te ocurra o desees experimentar. Y hacerlo por distintas zonas para descubrir si hay placer o no. Si apuntamos en el mapa erótico ese rincón con ese estímulo o no. Y cuando se pase a la excitación genital, se hace con un masaje lento, suave y superficial, alargando los estímulos. No querer llegar rápido al orgasmo. ¡No querer provocarlo siquiera! Aumentar el placer tanto como se pueda —y se resista sin explotar—. Entonces ahí ya se puede tocar el clítoris más intensamente, chupar, meter los dedos en la vagina… pero con la misma intención: solo excitar muchísimo. El orgasmo deberá ser un accidente. Algo que ocurra solo. Y si trabajamos así, se logra. Poco a poco y con paciencia. Y con ayuda. Comunicando y entendiendo la pareja su rol de dador. Su turno ya llegará.

La otra circunstancia que puede ocurrir es el apego sexual. Que llega un amante —no importa si es el primero o el tercero— y se consigue con él un placer increíble que ni con la expareja ni con los anteriores se tuvo, ni con los posteriores amantes tampoco se logra.

Y aquí no voy a explicar cómo romper el apego, sino explicar por qué sucede. Al no conocernos y no tener claro qué nos gusta y qué nos vuelve locas, al haber dependido para disfrutar del orgasmo de siempre —y siempre igual— y al no haber nunca explorado nuestra sexualidad en pareja más que el a, b, c de turno, y durante años, nuestra excitación, deseo y placer se quedó en unos niveles muy bajos. Y aunque al romper la relación y tener relaciones sexuales esporádicas con otras personas el sexo se haya vuelto más divertido, seguimos sin explorarnos y sin conocernos. Y, de repente, llega una persona que, ya sea por experiencia —que sepa escuchar los cuerpos—, ya sea por casualidad, despierta una excitación y un placer jamás imaginado. Nos logra llevar a unos límites que nos hacen estallar en orgasmos increíbles. Y en ese instante, le otorgamos superpoderes. Le hacemos responsable y «culpable» de nuestro placer. Y después de ese tiempo de placer y disfrute con esa persona, cuando se acaba y vienen otros, no es igual. Esperamos volver a sentir todo ese placer, pero no llega. Comparamos. Y añoramos. Y le damos aún más superpoderes: «No voy a encontrar un amante como aquel nunca».

¿Pero qué está pasando en realidad? Que no conocemos nuestro mapa de placer. No conocemos lo que nos gusta. No perseguimos nuestro placer. Tan solo nos quedamos esperando a que ocurra. A que aparezca el placer. A que nos lo den. Sin ser proactivas ni trabajarlo. Y eso que se sintió con el superamante se podría conseguir con cualquier otro amante. El placer depende de una misma, y solo la intensidad de ese placer depende de la habilidad del amante. La mujer es quien enciende la excitación. Pero para saber cómo, debe explorarse. Si esperamos a que alguien nos lo provoque, puede pasar mucho tiempo sin conseguirlo. Ni siquiera con una relación estable. Y el problema también es que, cuando aparece ese superamante y comenzamos a sentir un gran placer, en lugar de poner atención a cómo nos activamos, ponemos el foco y el pensamiento en que solo él sabe activarnos. No nos damos cuenta de que, sin querer, nos ofreció confianza y nos relajamos con él como con ninguno. Nos dio tiempo y espacio para excitarnos. Nos acarició y recorrió el cuerpo antes de ir a los genitales. Nos besó, mordió y lamió sin prisa en cada zona que nos erizaba la piel. Se preocupó antes de nuestro placer que del suyo. Y ahí, nos hizo sentir un placer que nunca habíamos sentido. Pero en lugar de prestar atención a todo lo ocurrido, a cómo ha ocurrido y qué cosas me activaban, me gustaban y me excitaban, creemos que es habilidad suya. Cuando simplemente nos ha descubierto lo que nos gusta y cómo nos gusta. Y tan sencillo como entender que ese placer que sentimos es nuestro. Que ocurre porque nos excitamos. Y nos excitamos porque justo hace las cosas que, si las exijo con cualquier otro amante, las voy a tener. Como digo, solo la intensidad de ese placer sí pertenece al amante —porque tampoco vamos a quitar mérito a los amantes diestros—. Solo hay que comprender que eso que os volvió locas, es vuestro. Y la proactividad, comprender lo que os activa y excita y perseguirlo y exigirlo estéis con quien estéis, os hará disfrutar siempre.

Y otra cosa que a veces también sucede, algo intermedio, es que aunque con los nuevos amantes se disfruta más que con la expareja, sienten que pueden sentir más. Que pueden llegar a un mayor placer pero no saben cómo alcanzarlo. Esto se debe al desconocimiento del propio placer y a la construcción de la sexualidad limitante durante la relación. Pasa cuando aún no hemos dado con ese superamante. Por lo que se está a tiempo de explorarse y evitar los apegos sexuales. Debemos atrevernos a explorar. Pero para ello, la curiosidad y el deseo deberán ser mayores que la vergüenza o la culpa. E incluso el miedo a ser juzgadas. Y ese es nuestro punto de partida. En lugar de hacer una lista de cosas a probar y experimentar, debemos centrarnos en una sola. Ya sea una práctica sexual, una fantasía, una postura, etc. Algo que siempre hayamos querido probar. Saber qué se siente. Lo que más curiosidad nos despierte. Porque no se trata de probar por probar. Se trata de saciar el deseo y la curiosidad. Solo así aparecerá la excitación que nos ayudará a dejar a un lado los sentimientos limitantes. Y antes de probar, una vez decidido qué quiero explorar, se trata de informarse cómo sería la mejor manera de realizarlo, cuidados, consejos y todo lo que sea necesario para sentirse cómoda. Eso eliminará posibles miedos. Y entonces sí. Entonces ya podemos lanzarnos a descubrir ese nuevo placer. Lo que no quita que, después de probarlo, no nos guste. Lo interesante de explorar y probar cosas que nos llaman la atención es que no nos obliga a incorporarlo a nuestro imaginario erótico. Como probar una nueva comida. Podemos añadirla a nuestro menú semanal, o podemos desecharla. Con el sexo es igual.

Y por supuesto, ante la duda, la frustración, la confusión, la necesidad de información porque no nos aclaramos con lo que encontramos en las redes, etc., acudid a un profesional. Contratad una consulta para resolver todas las inquietudes y poder avanzar con seguridad.

Vamos a seguir con situaciones que ocurren después de la ruptura de una relación de larga duración. Esas que se producen a partir de los cuarenta o cuarenta y cinco años. Cuando después del duelo, de por fin tener tiempo para una misma y recuperar una rutina sana de ejercicio y alimentación y de comenzar otra vez a salir fines de semana a tomar algo con amigas, se tienen ganas de tener sexo casual. Pero que resulta que, precisamente por esas ganas de explorar y ese «me da lo mismo con quien» —mientras me guste y atraiga, por supuesto— porque no busco una relación estable ni compromiso, surge la ocasión de irse a la cama con un veinteañero.

Algunas mujeres, sobre todo las que tienen hijos de una edad cercana a esos chicos que se acercan con interés de ligar, los rechazan sin pensárselo dos veces.

Pero hay otras mujeres, que llevadas por la curiosidad, el morbo y la fantasía, se lanzan a experimentar con esos chicos mucho más jóvenes que ellas. Y en muchos casos, porque sus experiencias con hombres de su rango de edad no han sido precisamente una maravilla. Así que «¿por qué no?». Si hay atracción y todo está claro, qué importan las razones que llevan a uno y otro a tener relaciones.

Y de esas mujeres que se lanzan, algunas sienten como si hubieran hecho alguna travesura y otras se sienten juzgadas por ello.

Estas últimas son las que acuden a consulta, invadidas por la culpa y la vergüenza. Sin entender que la edad es un número. En una relación sexual, si ambas personas son mayores de edad y es consentida, consensuada y deseada, no hay ningún problema ni es amoral que haya una diferencia de edad amplia. Quizás para la sociedad, sí. Pero no para la naturaleza humana. De hecho, biológicamente hablando, la madurez sexual de la mujer se dice que comienza a partir de los treinta y cinco o cuarenta años —en este hecho no hay rigor científico pero sí es una realidad—. Una edad que es justo cuando comienza el declive en los hombres —el descenso de testosterona empieza a los treinta y a los cuarenta el rendimiento comienza a bajar. Y este hecho sí tiene evidencia científica—. Está claro que la sexualidad y el rendimiento no solo depende de lo biológico —la salud, los hábitos de vida, deporte, alimentación, vida sexual activa, etc. tienen mucho que ver— y que la conexión sexual y el placer obtenido en el sexo no depende de la edad, pero si una mujer de cuarenta y cinco años se acuesta con un hombre de veintisiete, el resultado suele ser bastante satisfactorio en cuanto a expectativas de pasión y tiempo dedicado. Lo que se convierte, con un poco de comunicación, entendimiento y escucha, en muy buenas experiencias físicas.

Debemos saber que nunca somos suficientemente mayores ni las otras personas son suficientemente pequeñas —dentro de la legalidad y madurez apropiada, por supuesto—. Si hay atracción y ganas por parte de ambos, la única preocupación debe ser el disfrute.

Así que fuera culpas por querer explorar, sentir y disfrutar. Por dejarse llevar por el morbo y la fantasía de tener sexo con alguien diez o quince años menor. Igual que de jóvenes alguna vez, y aunque no se diera —o sí—, fantaseáramos con acostarnos con personas más mayores. Es lo mismo. Solo cambia el lugar.

Y esas mujeres que parecen enganchadas a mantener sexo con veinteañeros y que sus amigas no entienden y que les parece mal, que no se sientan juzgadas. Porque hablamos de explorar, experimentar y buscar el placer propio. Un placer que, por las razones que sea: forma de vivir la sexualidad, de entenderla, preferencias y gustos específicos como tener varios coitos seguidos y duraderos, etc., no se encuentra con personas de la misma edad o mayores y sí con más pequeños la mayoría de las veces, porque no podemos generalizar en la sexualidad, no es inmadurez o que te hayas «desatado» —haciendo referencia a lo hablado al comienzo del capítulo—, es simplemente que, en ese momento de tu vida, buscas diversión y satisfacción sexual. Porque si tienes cuarenta y cinco y te acuestas con un hombre diez años mayor, nadie te juzga. Pero si es diez años menor, todos te miran mal. ¿Por qué? De nuevo por la normatividad social impuesta, que además siempre ha ido en contra del placer en general y del placer femenino en particular. Señalando y haciendo sentir culpable a la mujer que se sale de la norma marcada.

∞

¿Estoy rota?

Es curioso que cuando una mujer tiene relaciones sexuales con otra persona y no se cumplen las expectativas marcadas por los mandatos sociales: tener al menos un orgasmo, tenerlo rápido, excitarse muchísimo sin perder esa excitación en ningún momento, que le guste todo lo que le hagan, etc., se piense que algo malo le pasa. Y cuando se repite un par de veces más, ya se crea que «está rota». Y así es la sociedad. Te dice cómo debes sentir, el qué y cuánto. Te separa de tu sexualidad. La mujer tiende a olvidarse de cómo disfruta y del mapa de placer construido en sus masturbaciones a lo largo de los años —sin importar cuándo comenzara a masturbarse— cuando tiene relaciones sexuales con otra persona. Es como si lo aprendido a solas no valiera en pareja. Como si debiera aprender otra forma de recibir y sentir placer. Y claro, es algo tan difícil —sobre todo por las presiones tanto autoimpuestas como las que vienen del exterior (sociedad o pareja)— que, al no conseguirlo, piensa que está rota.

> «¡Cuántas sensaciones nuevas he descubierto! Es tan gratificante descubrir que no estaba "defectuosa" y ser consciente de que tengo todas las herramientas necesarias para sentir todo mi placer. Por fin veo el sexo como lo que es: algo maravilloso».
> T.L. 29 años.

Y no hablemos de esas mujeres que por una razón u otra, apenas se masturban ni conocen su propio placer. Esas mujeres que quedan a merced de sus amantes. Que depositan sus esperanzas de sentir placer en lo que les hagan y cómo se lo hagan. Creyendo que es la forma de lograr disfrutar del sexo porque a solas no tienen ni deseo ni impulso ni placer. Y como hemos dicho que la sociedad marca lo que una mujer debe o no debe sentir, la confusión y creencia de «estar rota» es aún mayor que en las mujeres que al menos sí disfrutan del sexo cuando se masturban.

Qué rápido se culpabiliza la mujer por lo que siente o deja de sentir. Qué rápido piensa que es ella la que no funciona. En lugar de cuestionar que lo que ocurre en sus relaciones sexuales es lo que no funciona. Ni ella y ni siquiera su amante —ya que también estará influenciado por las creencias sociales— funcionan mal. Se trata de creencias que nos limitan. Creencias que nos dicen cómo debemos sentir y el qué.

Y cuando esas mujeres acuden a consulta, lo hacen con la intención de «arreglar» eso que no funciona en ellas. Y lo mismo que se les dice a ellas, te lo puedes aplicar tú misma mientras lees estas líneas: plantéate que cuando algo no es satisfactorio o no ocurre lo que se supone que debe ocurrir, a lo mejor es porque la forma, la práctica o el estímulo no es el correcto para ti. Debes entender que no existe un estímulo, técnica ni práctica sexual específica ni establecida que active la motivación erótica y el impulso sexual de una persona de forma genérica. Cada persona siente, vive y disfruta la sexualidad de acuerdo a su experiencia, sus propias creencias, gustos y preferencias.

Y si eres de esas mujeres que no conoce su placer porque no se ha masturbado nunca y queda a expensas de lo que le hagan las personas con las que se acuesta, tampoco estás rota o funcionas mal por no sentir. Piensa lo mismo: que se está intentando conseguir algo a través de generalidades que en realidad no existen. Que quizás sientes de otra manera y lo que hay que cuestionarse no es que estés rota, sino la forma de explorar tu placer, que quizás incluso sea ese el problema, que no se explora. Directamente se intenta llegar al orgasmo sin hacerlo. Ejecutando una y otra vez un *abc* que no funciona.

Y ante la duda, siempre consulta con un profesional que te ayude a descubrirte. Porque una cosa está clara, ni siquiera con una enfermedad, lesión o patología estás rota. Tan solo desconoces el camino exacto —o los caminos— para llegar a tu placer.

¿FUNCIONO MAL SI ME CORRO CON LA VAGINA Y NO CON EL CLÍTORIS COMO TODAS LAS DEMÁS MUJERES?

Temazo. Sin querer entrar en polémicas de qué se estimula dentro de la vagina cuando hay un orgasmo, de si existe el orgasmo vaginal o no, de si tiene terminaciones nerviosas propias que puedan generar un orgasmo y demás debates en torno a algo que suele tener más de creencias que de ciencia —por desgracia el placer femenino no se estudia tanto como se podría—, quiero comentar este hecho singular.

Hay mujeres a las que, por una circunstancia u otra, les cuesta muchísimo alcanzar el orgasmo estimulándose el clítoris. Ni a solas ni con el mejor amante del mundo. Ni con la mano, ni con la boca ni con el famoso succionador de clítoris. Con nada.

Y se sienten raras. Porque la ciencia dice que el clítoris es el único órgano cuya única función es la de dar placer y la sociedad lo resalta como la forma por excelencia de obtener el orgasmo y placer femenino. Por lo que la mujer que no logra el orgasmo tocándoselo, se siente rota o incompleta. Como si fuera un deber u obligación conseguirlo. La sociedad por otro lado cuestiona la posibilidad de conseguir el orgasmo a través de la penetración y le quita importancia —como debe ser, pero como debería ser con cualquier otra forma de llegar al orgasmo—. Pero nadie cuestiona el no conseguirlo a través del clítoris. Se da por hecho que a través de su estímulo siempre se da.

Y cuando vienen a consulta, no vienen porque no tienen orgasmos y quieran tenerlos. Vienen porque se sienten raras por no sentirlo como se supone que deberían sentirlo. Porque resulta que sí los tienen con el estímulo vaginal. Pero han escuchado tantas cosas con respecto al orgasmo vaginal —casi todas rechazándolo y negándolo—, que ya no saben qué es lo que sienten y si está bien o mal. Y si siquiera lo que sienten es un orgasmo porque no se parece a lo que les describen sus amigas o leen que es un orgasmo —ya que lo comparan con el de clítoris—. Así que su empeño es conseguirlos con la *pepitilla*.

¿Y a qué viene esto? A que no importa de dónde proceda tu placer si eso te satisface y hace feliz. Que no importa si el orgasmo te lo proporciona tu clítoris, vagina, ano o el pie. Que si tú disfrutas y te sientes bien con ese placer, que si no necesitas más ni te genera frustración ni malestar, es correcto. Es genial y maravilloso. Porque no hay nada mejor o peor. Como si lo que te hace disfrutar resultan no ser los orgasmos. No importa. No hay orgasmos obligatorios. La sexualidad es tan diversa y diferente en cada persona que es como las huellas digitales o la personalidad: es única. Y nadie puede ni debe decirte cómo debe ser. Si tienes orgasmos solo mediante el estímulo vaginal, no importa si tocas el clítoris interno o el ombligo por dentro, lo que importa es que te gusta. Y que es una manera. Y poco importa que no lo consigas como la mayoría con el clítoris.

Otra cosa sería que quisieras explorarlo e intentar conseguirlo sin obsesionarte ni preocuparte. Pero como pasa con las mujeres que solo obtienen el orgasmo con el clítoris y quieren explorar el placer de sus vaginas. No cambia nada en absoluto. Debemos evitar obsesionarnos y focalizar nuestras prácticas sexuales en un objetivo que además desconocemos cómo conseguir. Porque solo nos generará frustración, rabia y culpa. Se trata de, si se quiere intentar, jugar con nuevos estímulos y con esas zonas con las que queremos obtener el orgasmo, pero sin olvidarnos de cómo sabemos disfrutar y cómo llegar al clímax en el momento que queramos tenerlo. Sin insistir en conseguirlo de una nueva forma y volver a lo que sí conocemos. De hecho, yo siempre recomiendo más que explorar otras formas de tener orgasmos —con otras zonas u otras prácticas—, potenciar y desarrollar el orgasmo que ya conocemos. Llevarlo al máximo. Recrearse en el placer conocido. Porque eso no quita que no podamos llevarlo a otro nivel.

¿Y por qué puede ocurrir esto? Pues lo primero es por aprendizaje. Nuestra experiencia y forma de acercarnos a la sexualidad. La manera de tocarnos, la zona que nos tocamos, qué usamos, con qué nos excitamos, el erotismo, lo que nos permitimos y lo que no, lo que exploramos y un largo etcétera a lo largo de los años. Pero también está la parte biológica. Resulta que hasta hace muy poco —en este siglo— el mapeado de los nervios de la región genital femenina no existía. ¡Habían sido extrapolados desde siempre del mapeado masculino! Pero cuando se comenzó a estudiar —gracias a la ginecóloga y obstetra Deborah Coady—, se descubrió que las ramificaciones del nervio pudendo son muy diferentes en cada mujer —al contrario que en los hombres, que son muy similares—, y que estas tienen diferentes cantidades de terminaciones nerviosas en las distintas zonas de los genitales —clítoris, labios internos, perineo, ano y entrada de la vagina—. Lo que significa que esas zonas que son o se consideran muy sensibles para unas mujeres, puede que no lo sean para otras. Lo que explica por qué para muchas mujeres la forma más fácil de llegar al orgasmo sea estimulando el clítoris, pero para otras esto sea una odisea y por el contrario, logren el orgasmo a través de la vagina o el ano.

MI PAREJA ME DICE QUE «NO FUNCIONO» PORQUE NO ME CORRO CON ÉL

Una vez, llegó a mi consulta una mujer enviada por su marido. Cuando le pregunté qué le ocurría y cuál era el motivo por el que acudía, me dijo que lo hacía porque su pareja le había dicho que no «funcionaba bien».

Le pregunté si ella tenía esa sensación y su respuesta fue «No, pero él dice que me pasa algo porque no me corro con él (con su pene)». Así que al final accedió a venir a consulta no porque él le insistiera, sino porque ya dudaba de su propia sexualidad después de tantos años disfrutándola sin problema antes de conocerle a él.

Por desgracia, este sigue siendo un mito muy arraigado. El hombre es quien proporciona el placer y el orgasmo a las mujeres, y si no lo consiguen, es porque ellas «no funcionan». Porque es impensable que el hombre sea el «culpable». Y ojo, es un mito creído tanto por los hombres como por las mujeres.

Con independencia de los porcentajes de mujeres que llegan o no llegan al orgasmo mediante la penetración como único estímulo, algunos hombres creen que siempre deberían llegar tal y como les pasa a ellos, y si no lo hacen, no se plantean que esa mujer con la que están es de ese gran porcentaje que no lo consigue. ¡Y que no pasa nada! Pero creen tan a ciegas que son los responsables del placer femenino que si sus parejas no tienen un orgasmo, su ego se ve herido. Y como asumir la responsabilidad del «fracaso» es demasiado doloroso, justifican lo sucedido culpabilizando a la mujer. Entienden el placer femenino como el suyo propio. Como ellos llegan con el «metesaca» muy rápido y sienten mucho placer con esa penetración, se les hace imposible creer que ellas no lleguen. Porque creen que sentimos igual. Que por supuesto, no tiene que ser solo con la penetración. También podría suceder con la estimulación del clítoris o cualquier otra práctica.

En este caso concreto, tenía que ver con la penetración. La pareja de esta mujer presumía de haber tenido muchas parejas sexuales y que todas llegaban al orgasmo cuando él las penetraba.

Aquí vamos a analizar dos cosas:

Una es que posiblemente ese hombre mintiera como un bellaco. Con probabilidad, su ego le impide reconocer que ni todas ni siempre. Y quizás ni hayan sido tantas las amantes. Pero como hemos mencionado, su ego le impulsa a justificar «el fracaso». Y quizás que fuera a terapia sexual sea algo que le haya dicho a alguna expareja más. Por lo que nunca contará a esas mujeres para elaborar su porcentaje de éxito o fracaso. Porque cuando la mujer no se corre, no es culpa de él.

Lo segundo es que, casi con toda probabilidad, alguna de las parejas sexuales que tuvo le mintió. Fingió el orgasmo para no herirle, para que acabara pronto porque se aburría de la penetración —por no sentir suficiente placer como para querer alargarlo—, o por cualquier otro motivo.

En resumen, este hombre no entendía que si la mujer logra el orgasmo mediante la penetración, es porque son mujeres que tienen orgasmos por estímulo vaginal por ellas mismas, no porque él las penetre.

La cuestión es que la mujer que vino a mi consulta, al final sí tenía una dificultad, pero la producida por la ansiedad que le generaba su pareja: dejó de tener los orgasmos por estimulación del clítoris tan maravillosos que había tenido hasta conocerle. Se esforzaba tanto por tener un orgasmo con la penetración para satisfacer a su pareja que entraba en un estado de ansiedad que impedía después lograr el orgasmo de ninguna manera. Generaba tanto cortisol que dejaba de sentir hasta placer.

Y hasta ese momento, ella jamás pensó que tenía un problema.

Y esto es algo que he visto más a menudo a lo largo de los años. Hombres que quieren que sus parejas acudan a terapia porque ellos no están conformes con cómo obtienen ellas el placer. Quieren que tengan placer, y sobre todo que lleguen al orgasmo, pero como ellos decidan. Por el mito de que es el hombre el que sabe cómo dar placer a la mujer.

Muchos hombres incluso llegan a decir a sus parejas, cuando ellas les indican cómo quieren o les gusta que les toquen, chupen o cualquier otro estímulo, que no saben. Que ellos van a hacerles algo mejor. Ignorando por completo que cualquier mujer sabe mejor que nadie qué le gusta y cómo le gusta. Ignorando que cada persona tiene unos gustos, unas preferencias y una manera de llegar al orgasmo diferente. Imponiendo sus «técnicas».

Recuerdo una pareja que acudió a consulta hace muchos años porque ella si se ponía encima de él y controlaba la penetración, orgasmaba cuando quería y a veces hasta más de una vez. Disfrutaba muchísimo. Pero cuando él se ponía arriba, o le hacía sexo oral o la masturbaba, no llegaba al orgasmo. Y eso le frustraba a él. Porque necesitaba que ella se corriera «con él», como si cuando se colocaba encima de él no lo hiciera. Pero resulta que tampoco la estimulaba como ella necesitaba. Todo lo contrario. Era bruto, poco delicado y le bajaba la excitación. Tampoco hacía caso a sus indicaciones, por lo que la mujer dejó de comunicarse con él y se limitaba a esperar a que se cansara y la dejara colocarse encima para tener su placer y su orgasmo.

Por suerte, este hombre logró romper el mito del macho alfa que todo lo sabe respecto al placer de la mujer y comenzó a escuchar y entender que al igual que él tenía su manera de llegar al orgasmo, su pareja también. Pero no solo ellos, sino todo el mundo. Aprendió que el hombre puede dar placer a la mujer siempre que se amolde a sus gustos. Que nadie puede imponer una manera de disfrutar. Esto hizo que la esposa volviera a comunicarse con él, pues se sentía escuchada y atendida, lo que además aumentó su deseo y excitación. Y él aprendió a disfrutarla siguiendo sus indicaciones y a, por fin, conseguir que ella llegara al orgasmo siendo él el que la estimulara. Por eso es tan importante que una mujer conozca bien su placer. Conozca su mapa de placer, cómo excitarse y cómo llegar al orgasmo. Por eso es importante que una mujer, además de masturbarse con un juguete, lo haga con sus propias manos. Se explore. Y después rompa con todas esas creencias a través de la información proporcionada por un profesional. Que entienda que el placer es propio de cada persona. Que no pertenece a la pareja. Y así estar segura cuando llegase una pareja sexual a decirle que «tiene un problema» por no llegar al orgasmo con sus «técnicas».

Se puede querer explorar otras prácticas, otros estímulos, otras posturas, etc., pero teniendo presente cómo obtenemos el placer y cómo llegamos al orgasmo. Para que después de explorar, podamos tener lo que queremos y no frustrarnos insistiendo en llegar de un modo que nunca hemos conseguido.

Cada persona es diferente. Y eso es lo maravilloso de la diversidad. Cada persona siente, interpreta y disfruta de la sexualidad de una manera concreta. Y todas están bien. Porque lo importante no es cómo o con qué parte del cuerpo llegas al orgasmo. Lo importante es que llegues o no al orgasmo, lo hagas de una manera u otra, o lo consigas estimulando una u otra zona de tu cuerpo, sea satisfactorio.

MITO: «SI LO TIENES, LO SABES»

Una vez, hablando con un grupo de amigas, una de ellas nos confesó que, después de años, aún no sabía si había tenido un orgasmo o no. A lo que otra contestó con mucha rapidez: «Es imposible no saberlo. Si lo tienes, lo sabes». Y entonces el resto de las cabezas se giraron hacia mí, esperando a que explicara si eso podía ser o se sabía seguro.

Y como habréis leído en el subtítulo, es un mito. Aunque cueste creerlo, es posible no reconocer si has tenido un orgasmo. Porque no estamos hablando de si se tienen o no. Sino de reconocerlos. De entender que esos signos fisiológicos significan que estoy teniendo un orgasmo. Solo que sin la conciencia y la erotización mental de lo que se está sintiendo, el orgasmo se quedará en un orgasto. Tan solo será una manifestación física que no satisfará a la persona. Por lo que podemos tener un orgasmo, pero no sentirlo como tal. No procesarlo. No reconocerlo.

Entrar en la sexualidad con miedos, con sentimientos de culpa, con poca información y que la poca que tenemos sea errónea, basada en mitos y creencias limitantes, puede hacer que nos cueste sentir lo que hacemos. Que sea más mecánica que emocional. Que se ejecuten prácticas en lugar de explorarlas y disfrutarlas. Y entonces, comenzar a dudar si se han tenido orgasmos o no.

Después, cuando se habla con amigas o se escucha a otras personas definir un orgasmo, se presta atención a esas descripciones y a comparar con lo que sentimos. Eso hace que nos confundamos más. Porque aunque a medida que se crece se van rompiendo mitos, tabúes y creencias y se consigue disfrutar más de las relaciones sexuales, a ser menos mecánicas y más responsables del propio placer, se sigue poniendo el foco en el orgasmo que se cree que hay que tener: el de las amigas.

Como la experiencia orgásmica no es clara, se cree que nunca se tuvo y se busca lo que jamás se tendrá. Los orgasmos son como los colores. múltiples y variados. Y además, cada color tiene su tono. Y las personas que nos rodean tienen su propio color y su propio tono. Y si nos ponemos a buscar como nuestros los colores de otras personas, no nos daremos cuenta del propio color. Es como esas veces que te pones a buscar las llaves de casa donde siempre las dejaste. Pero no están. Y buscas y buscas, pero no las encuentras por ningún lado. Y cuando pides ayuda, resulta que las llaves estaban al lado justo de donde siempre están. Pero no las veías porque las buscabas en el mismo sitio de siempre. Tu foco estaba ahí y el cerebro proyectaba lo que imaginabas, eliminando de tu campo de visión las llaves que estaban al lado. O cuando buscas las gafas y las tienes en la mano. Pues con el orgasmo igual. Lo tenemos delante, pero no lo vemos.

Y por eso esas mujeres no dicen: «Yo no tengo orgasmos». Sino que dicen: «Yo no sé si he tenido orgasmos». Porque saben y sienten que algo hay, pero no es igual a lo que describen sus amigas. Por eso hay que olvidarse de cualquier definición de orgasmo que se haya escuchado o leído. De intentar sentir algo externo. Algo que creamos que debería ser. Y centrarnos en nuestro cuerpo, nuestro placer. En los estímulos que recibimos. Hay que excitarse. Y cuando sintamos un placer más intenso seguido de una sensación de paz, no es que el orgasmo se haya escapado. Es que a lo mejor —no podemos asegurarlo sin trabajar en terapia, pero como guía puede ayudar si es tu caso— es que tuviste un orgasmo. Y si entiendes que ese punto de placer podría ser tu orgasmo, la próxima vez le prestarás más atención. «¿Y esto entonces es un orgasmo?» podrás pensar «¿Y dónde están los fuegos artificiales?». Pues esos vendrán cuando logres identificar bien esa sensación. Esa subida de intensidad seguida de relajación. Porque entonces es cuando podrás poner el foco en él y desarrollarlo. Sentirlo cada vez más y más largo. Hacerlo más intenso. Y eso hará a la vez que todo lo demás sea más excitante y placentero. El orgasmo es tan subjetivo, tan difícil de explicar fuera de lo meramente fisiológico, que puede llegar a confundir a algunas personas y creer que nunca tuvieron uno.

9

Fingir el orgasmo

Mandatos. A la mujer no solo se le ha inculcado que tiene que complacer al hombre, sino también cuidar de su estabilidad emocional por encima de la suya propia. De anteponer el placer sexual de su pareja por encima del suyo. Le han enseñado a que primero el hombre y después, si hay espacio y tiempo, ella. Y que no tiene derecho a quejarse ni frustrarse, sino a resignarse. Pues ese es su rol. Lo contrario sería ser egoísta y mala pareja.

Y aunque leído así puede parecer exagerado, no lo es. Es una actitud que muchas mujeres tienen interiorizada. Y no solo las mujeres. La sociedad en general, que es quien impone estas actitudes y pensamientos. Quien genera la creencia de que esto es así. Por lo que nadie lo cuestiona. Y quien lo hace es una inconformista, una amargada y otros descalificativos por no seguir los mandatos.

La mujer que es consciente de su insatisfacción sexual a causa de esos mandatos que, aunque sea de mala gana, acata en lugar de cambiarlos, tan solo se resigna y en muchos casos se

> «Cuando empecé a pensar en mí, comenzó mi cambio. Aprendí a conocerme, a aceptarme, a quererme, a vivir con plena libertad mi sexualidad y a expresar lo que no quería en el sexo y lo que quería. Fue el principio de muchas cosas buenas y hoy soy una mujer mucho más feliz».
> C.R. 37 años.

culpa de no llegar al orgasmo o de ni siquiera sentir placer. Y a esto se suma de manera irremediable la creencia de «estoy rota». Sumiendo a la mujer en una ansiedad, insatisfacción y tristeza profunda —también hablaremos de esto más en profundidad en el capítulo 12—. Y algo que lo perpetúa es el orgasmo fingido.

¿Y por qué finge la mujer aun sabiendo que está hipotecando su placer?

Porque al haber aprendido que debe cuidar la estabilidad emocional del hombre, que se debe a su complacencia y que estos dos mandatos provienen de una ideología patriarcal, donde el hombre es y debe ser un «macho» ante la sociedad porque de lo contrario será rechazado y humillado, no puede decirle que no llega al orgasmo. Que «él no la hace llegar al orgasmo». Heriría su ego —como si fuera su responsabilidad—, pondría en duda su masculinidad —mal aprendida por parte de los hombres y reforzada por el comportamiento de unos y otras— y además no estaría cumpliendo sus mandatos como mujer —sería una mala pareja o amante—.

Así que, aunque hoy en día la mujer sepa que no le beneficia fingir, lo hace. Por no herir el ego masculino como hemos dicho. Porque no sabe lo que le gusta y si dice que no llega en lugar de fingir, le tocaría contar cómo quiere llegar al orgasmo y quedaría como boba por no saber qué contestar. Se finge para que «acabe pronto y me deje en paz» porque no hay disfrute ni visos de que se pueda disfrutar, pero me da vergüenza decirlo. O tengo miedo de que se enfade conmigo. Y como le quiero mucho, no quiero que se sienta mal «por mi culpa». Como si llegar al orgasmo como la pareja quiere que llegues fuera culpa tuya. Y la única culpa que tienes es la de callar cuando no disfrutas, te duele, te frustras o algo no te gusta.

Habrás escuchado muchas veces que somos responsables de nuestro orgasmo. Pues esa responsabilidad se refiere a expresar. A comunicar lo que no nos va a llevar al orgasmo y los estímulos que preferimos y nos gustan para sí alcanzarlo. Ser responsables de nuestro orgasmo no es la obligación de llegar al orgasmo sea como sea y nos hagan lo que nos hagan. Debemos adaptar las relaciones sexuales a lo que nos gusta, a lo que nos hace llegar al orgasmo. Pero esto lo veremos en el siguiente capítulo.

10

Sobre el propio placer

La propia palabra lo dice: propio —y valga la redundancia—. Nuestro placer necesita atención, que lo conozcamos y que lo exijamos. Es nuestro y nuestra responsabilidad. No podemos esperar a que aparezca por arte de birlibirloque o que venga alguien y nos lo dé. Porque si hacemos eso, dependeremos de algo o de alguien, que es peor. Crearemos una dependencia a ese amante que supo descubrir dónde nos gustaba y cómo hacernos llegar al orgasmo. Sin embargo, si conocemos nuestro placer, el camino para llegar a él y lo que necesitamos para disfrutarlo, solo tendremos que guiar, pedir y mostrar lo que nos hace llegar al orgasmo.

Un error que cometen muchas mujeres y del que me he dado cuenta en consulta es que piensan que el sexo es como un examen donde solo tienes un intento. Porque cuando vienen diciéndome que muchas veces no consiguen llegar al orgasmo, que se les escapa a pesar de sentirlo cerca, les pregunto si abandonan el estímulo cuando sienten que no van a llegar o prueban al rato. Y

«Una noche por fin me decidí a hablar con mi marido. Conversamos mucho, de emociones y de sexo. Es impresionante el cambio emocional que ha tenido mi marido después de aquello. Comunicarle mis necesidades sexuales, que me escuchara y se dejara guiar por mí ha ayudado a superar nuestra crisis matrimonial».
I.G. 53 años.

sus caras son un poema. De pronto entienden que el sexo no es un examen, sino un juego. Y como tal, puedo participar y probar tantas veces como quiera y me apetezca. Así que te cuento lo mismo que le cuento a esas mujeres en consulta: si ves que el orgasmo se te escapa y no llegas, haz una pausa. Pero no lo des por perdido y terminada tu parte de disfrute. Juega, ríe, charla, acaricia, que te acaricien un rato o masajeen... y a los cinco o diez minutos, vuelve al estímulo que te gusta. Lo más probable es que esta vez sí lo alcances. Y si no ocurriera, si se repitiera el «casi pero no», no importa. Si sigues excitada y con ganas, vuelve a intentarlo al rato. Lo importante que quiero contarte no es conseguir llegar al orgasmo, sino que si se escapa no acaba ahí. Que no tienes que empezar y terminar bajo el mismo estímulo ni en un tiempo determinado. Que el sexo es juego y diversión. Y que puedes intentarlo y buscarlo tantas veces como te apetezca con o sin amante que te acompañe.

¿SOY EXIGENTE O EGOÍSTA POR PEDIR LO QUE ME GUSTA?

¿Cuántas veces seguimos la creencia impuesta, antes que cuestionarla por miedo a que nos señalen y nos juzguen? Y mucho más cuando se trata de sexualidad. De sexo. De nuestros gustos y preferencias. Permitimos que esas creencias nos limiten solo por evitar que nos señalen con el dedo, impidiéndonos un disfrute mayor.

Apartamos una plenitud que está ahí, que sentimos, pero que no alcanzamos debido a esas creencias impuestas y a comportamientos adquiridos para adaptarnos a esas creencias. Por eso nos sentimos infelices o insatisfechas sin saber por qué —porque aunque lo intuyamos, lo negamos rápidamente para no entrar en conflicto interno—. Anteponemos los mandatos y conductas sociales que nos dicen cómo debemos ser ante el sexo, el disfrute y el placer sexual porque creemos que sentir diferente a esa normatividad está mal.

Y de repente, hablando con alguna amiga que sabemos que vive su sexualidad como quiere, nos dice que dejemos de fingir, que dejemos de hacer la estrellita de mar y que pidamos lo que nos gusta que nos hagan. Y nos atrae la idea. Pero enseguida florece el pensamiento de que, si lo hago así, soy egoísta.

Creemos ser egoístas por pedir ¡lo que nos gusta! La sociedad ha inculcado a fuego que la mujer debe ser complaciente y que pensar en una misma es ser egoísta. Y entonces, que te guste que te acaricien, que te muerdan, que te besen o te hagan un masaje en los pies antes de que vayan a penetrarte es ser egoísta. Y cuando lo recibes porque a esa persona le apetece, te sientes mal porque ya llevas mucho tiempo recibiendo sin hacerle nada. Porque antepones tus preferencias y deseos sexuales al hombre. O al menos eso nos enseñan.

Pero eso no es así. Cuando pides —o exiges, porque es tu derecho y tu placer— que te hagan algo concreto, o de una manera determinada, no estás negando ni suprimiendo el placer del hombre. Estás tomando las riendas de tu placer, como esa amiga imaginaria y libresexual que hemos comentado antes. El hombre también tendrá esa cuota de placer cuando le toque recibir. Lo que no se puede pretender es que la mujer, en general, asuma y disfrute con la forma de sentir placer del hombre. Que la mujer tenga un orgasmo con la manera de tenerlo del hombre. Y a ser posible antes que él para que pueda eyacular a gusto —por no tener que mantener la penetración más tiempo del que desea— y creyéndose proveedor de tus orgasmos.

Hay que entender que en el sexo, en un encuentro sexual, hay tres actos como en el teatro. Está el «Nosotros», que comprende todas esas prácticas eróticas donde ambos dan y reciben placer a la vez: besos, caricias, mensajes o audios subidos de tono, miradas... Luego está el «Tú» y el «Yo», donde ambos, por turnos, reciben y dan placer exclusivamente. Esto significa que mientras yo recibo placer, puedo —y debo— pedir y exigir lo que me gusta y cómo me gusta para sentir mi placer. Y cuando he quedado satisfecha, haya tenido o no un orgasmo porque no tiene por qué darse para haber disfrutado, entonces pasamos a la pareja. Si antes he recibido como he querido, ahora doy como quiera mi pareja. Ahora sí está bien ser complaciente. Ahora sí tiene sentido ese altruismo sexual. Porque el placer debe ser recíproco y equitativo. Cada persona debe obtener su placer tal y como le guste sentirlo. Con las prácticas que desee en cada momento —eso sí, siempre bajo las tres premisas: consentimiento, consenso y deseo por parte de ambos—.

O sea, recibir no significa esperar a que me guste lo que me hagan. A esperar «tener suerte» y que acierten con cosas que me gusten.

Por no hablar de que esos estímulos me permitan alcanzar el orgasmo. Recibir es ser proactiva con el propio placer. Comunicar de palabra lo que nos gusta, lo que necesitamos, lo que deseamos, lo que nos está generando dolor, molestia o displacer. Incluso corregir lo que nos hace disfrutar pero que con un cambio de ritmo o presión sería perfecto. Y no solo comunicar de palabra. También con el cuerpo, con gestos o con gemidos. Si permanecemos en silencio, a nuestro amante le será imposible saber si está haciendo bien lo que esté haciendo, si nos gusta o no o si nos estamos aburriendo. Un gemido o un simple «eso me encanta» o un «así, sí», dirige al amante. Le mantiene donde queremos. Si callamos, lo más probable es que deje de dar placer y comience a pensar en el suyo.

Recibir placer durante un encuentro sexual debe ser como cuando nos pica la espalda y pedimos a alguien que nos rasque. En ese momento, dirigimos sin dudar la mano hacia los lugares que más nos pica: «Más arriba; un poquito a la derecha; ahí, ahí». Expresamos sin vergüenza el placer de alivio pero que no deja de ser una sensación orgásmica —¿o no?—. Y hasta pedimos cómo queremos que nos rasquen: más fuerte, más despacio, con las dos manos, etc. Y es curioso cómo en esas situaciones sí se es proactiva y se pide —y se exige— sin miedo, sin vergüenza y sin culpa. Pues en el sexo debe ser lo mismo. Al final el objetivo es sentir placer. Nuestro placer.

PENSAR EN UNA MISMA EN LA CAMA NO ES EGOÍSMO

En consulta, veo a muchas mujeres que son muy complacientes en la cama. Se desviven por dar placer, pero reciben poco porque no conocen su propio placer, o porque no lo han explorado, o porque creen que deben alcanzar el orgasmo con lo que le están haciendo —normalmente con la práctica que está dando placer al hombre—. He aquí una de las razones de por qué muchas sí llegan a solas y en pareja no. También ocurre que al conformarse con lo que les hacen, creyendo como he dicho que es «lo que toca», no exigen ni piden. Tienen muy integrada la creencia de que la pareja es quien debe darles placer y quien debe saber cómo dárselo. Otras callan porque cuando han sugerido que tal y como estaban recibiendo no les gustaba, sus parejas se han ofendido y enfadado, por lo que optaron por no volver a decir nada y resignarse. Prefieren la insatisfacción a discutir y reclamar su placer. Y al cabo de un tiempo, el sexo deja de disfrutarse y pasa a ser una tarea más a realizar cuando lo reclaman. Estas mujeres acuden a mi consulta con muchas dificultades para excitarse, sentir placer y llegar al orgasmo.

En la cama, en las relaciones sexuales de pareja, debemos pensar en nuestros gustos, preferencias, tiempos, ritmos, posturas, formas, prácticas, etc., y no ceder a lo que quiera nuestra pareja sin más, solo por complacer. O por no discutir. Dar y entregarnos está bien, pero siempre que tengamos espacio antes o después para nuestro propio placer. Recibir es tanto o más importante que dar placer. Pero no solo recibir mientras estoy tumbada. También recibir mientras doy. ¿Cómo? Pues si le hago sexo oral a mi pareja, que sea sobre todo porque me excita y lo disfruto. Eso es pensar en mí. En mis preferencias. Que él sienta placer, aunque nos guste también, es secundario. Primero debe gustarme a mí la idea de hacerlo.

Por supuesto, también me preocupo por mi pareja y le pregunto si quiere y me permite hacérselo y cómo quiere que se lo haga. Porque quiero que disfrute también. Pero nunca hacerlo solo porque quiere y nos lo pide, sino porque me gusta y me da placer. Me excita.

En el sexo, ambos miembros de la pareja nos convertimos —o deberíamos convertirnos— en sujetos deseantes del otro y en objetos de deseo para el otro. Recíproco y a la vez. Pero cuando somos complacientes sin más, cuando no se piensa en una misma, sin querer somos únicamente objeto de deseo, perdiendo todo el poder para disfrutar y controlar nuestro placer.

No podemos hacer solo la práctica que me pidan, aunque no nos importe, y pretender u obligarnos a sentir el mismo placer que nuestra pareja. Hasta incluso llegar al orgasmo a través de ella cuando no tiene nada que ver con cómo llegamos al clímax. Se puede —y gusta mucho— complacer a la pareja, pero sin que nos impongan nada. Y no podemos olvidarnos de recibir, de pedir lo que nos gusta y cómo nos gusta, sin imponernos. El respeto, el consenso y el deseo de qué hacer y qué recibir debe imperar siempre. Y no es egoísta aprender, pedir o hacer lo que nos da placer y nos hace disfrutar en el sexo. Sea dando o recibiendo. Lo que no hay que hacer es ceder, conformarse o pretender tener placer de otra forma distinta a nuestros gustos y preferencias. Y si se enfadan por reclamar nuestro placer o por indicarles la mejor forma para alcanzar el orgasmo, no son una pareja. No nos aman ni nos respetan. No quieren nuestro placer. Quieren solo inflar sus egos. Y el egoísmo debe existir en la cama, pero junto con el altruismo sexual. Ambos deben ser egoístas y altruistas. Porque si solo las mujeres son altruistas y los hombres egoístas, mal vamos.

¿CÓMO PIDO LO QUE QUIERO SI NO TENGO CLARO LO QUE ME GUSTA?

Hemos hablado en los capítulos anteriores de la importancia de expresar lo que nos gusta, de aceptar nuestro propio placer como nuestra normalidad —aunque se salga de la normatividad social y de cómo dicen que debería ser mi placer—, de que no importa cómo disfrute mientras sea satisfactorio para mí y sano, de llevar mi placer en solitario a mis encuentros en pareja, de pedir lo que quiero, deseo y prefiero, etc., pero ¿qué pasa cuando no sé lo que me gusta?

Cuando seguimos la normatividad, cuando somos complacientes y sumisas en el sexo y además, por la razón que sea, no me masturbo, saber y pedir lo que me gusta se hace una misión imposible.

¿Cómo ser consciente del propio placer si no lo conozco? Tengo claro que no logro disfrutar o llegar al orgasmo con otra persona, que muchas prácticas y estímulos no me excitan o proporcionan placer, pero tampoco sé cómo hacer o qué pedir para conseguir disfrutar u orgasmar. Así que todo lo descrito hasta ahora, ¿cómo se aplica? ¿Cómo me descubro?

Pues la forma de descubrirse a una misma, de entender el propio placer y lograr averiguar qué gusta y qué no es empezar. Parece una perogrullada, pero es así. Nuestro mapa erótico no aparece como algo mágico. Nadie puede dárnoslo. Nadie puede crear una ruta de un punto a otro ni conocer los detalles sin recorrer los caminos —un buen comienzo sería el ejercicio de *Explorar el cuerpo* del capítulo 2 o todos los ejercicios de *Conocernos y reconocernos* del mismo capítulo—.

Cuando tenemos hambre y elegimos comer en un restaurante que no conocemos o nos invitan a ir a uno nuevo, no sabemos qué vamos a pedir de antemano. Necesitamos mirar la carta y, además, preguntar al camarero qué es tal plato —de esos con nombres que no describen lo que comemos— o qué ingredientes lleva. Pues lo mismo en el sexo. Estamos acostumbradas a ser reactivas en las relaciones en pareja. Nos tumbamos y esperamos a que lo que nos hagan, nos produzca placer. Nos lleve al orgasmo. Así, sin más. Y en lugar de sentir, observamos. Nos quedamos vigilantes de qué nos hacen, cómo nos lo hacen y esperamos el placer. En sexología lo llaman «el rol de la espectadora». Sin entender que esa actitud nos bloquea la excitación y el disfrute. Adquirimos un papel sumiso cuando recibimos en lugar de ser proactivas.

La proactividad es lo primero que debemos implementar en toda relación sexual. Cuando recibimos, debemos tomar el control y perseguir el placer, no esperarlo. ¿Cómo se hace eso si no sé lo que me gusta? Pues empezando por lo que sí sabemos que nos gusta y disfrutamos.

Cuando nos acostamos con alguien, ¿nos gusta que nos acaricien? Pues ya tenemos el comienzo de nuestro mapa erótico. «Me gusta que me toquen y acaricien el cuerpo entero». Y ser proactiva significa centrarse en cuánto nos están gustando esas caricias y no en esperar que nos produzca más placer del que sentimos. Es imposible sentir algo orgásmico desde el comienzo de un estímulo. La respuesta sexual humana tiene un proceso, un tiempo de cocción. Y el placer tiene un crecimiento exponencial. Que además depende de cada persona, su experiencia, su aprendizaje, etc. para que sea más potente o más débil al comienzo. Y si no conozco lo que me excita, entonces al principio será menos intenso. Pero eso no impide que vaya creciendo poco a poco con cada caricia. Pero para ello, repetimos, debemos centrarnos en lo que sentimos y no en lo que queremos sentir.

Hacer esto nos proporcionará conciencia de nuestro placer y despertará un deseo real, dejando a un lado el deseo expectante —lo que quiero sentir cuando me acuesto con alguien—. Si me centro en las caricias, aunque no sea una sensación orgásmica, me provocará el deseo de que cambien la forma de acariciar o acaricien en un sitio concreto o repitan en otro. Sería como lo que hemos explicado de cuando nos pica la espalda. Pedís que os rasquen pero no os quedáis calladas ni quietas. Vais dirigiendo la mano de quien os rasca «Más arriba, un pelín a la izquierda, más fuerte, más despacio, al otro lado...» y, además, os encorváis y contoneáis del placer y para sentir más placer. E incluso, cuando ya ha dejado de picaros la espalda, seguís disfrutando de que os rasquen y pidiendo que sigan un poco más. Y eso, es ser proactiva con el propio placer.

¿Por qué cuando nos pica la espalda sí lo hacemos y cuando tengo sexo me callo y no tomo el control? Está claro que es por la educación y mandatos recibidos de lo que tenemos que hacer. Pero si entendemos este ejemplo, podremos entender cómo tomar el control de nuestro placer. De cómo ser proactivas. Y entender también que no es necesario conocer con exactitud qué nos gusta. Cuando nos pica la espalda, dirigimos según vamos sintiendo. Sabemos dónde empieza a picarnos, pero no dónde más vamos a querer que nos rasquen. Pues en el sexo ya sabemos que nos gusta que nos acaricien el cuerpo. A secas o en forma de masaje. Y partir de ahí, al sentir, ir pidiendo. Mordiscos, besos, lametones... en una zona u otra. Y así ir alimentando el deseo de más estímulos, despertar la excitación y aprender lo que nos gusta. Nuestro mapa erótico puede componerse de un par de zonas muy concretas que queremos que nos acaricien siempre, pero el resto de los estímulos pueden ser improvisados según avance el encuentro sexual. Lo importante es disfrutar de lo que sentimos y no esperar sentir algo que imaginamos.

Trabajar el erotismo sin miedo, explorar el placer sin culpas, abandonarse a experimentar sin límites nos ayuda a descubrirnos. Atreverse a expresar lo que sentimos nos permite superar las barreras autoimpuestas y ser libres para, desde una conciencia de lo que de verdad somos, disfrutar sin reprimirnos, conocernos y, sobre todo, tomar el control de nuestro placer. De qué sí y qué no nos gusta. Y de disfrutar cuándo, cómo y con quién deseemos sin depender de nadie.

¿CÓMO TOCARME SI NO SIENTO NADA CUANDO ME MASTURBO?

Este tema es un clásico. Un gran número de mujeres que nunca han experimentado un orgasmo no se masturban. Así que sabemos que la mayoría de esas mujeres que no conocen el orgasmo es por no conocer su cuerpo y su placer.

Pero resulta que hay mujeres que sí conocen el orgasmo porque lo alcanzan cuando son estimuladas por otras personas, pero no lo consiguen cuando se masturban ellas mismas, por lo que dejan de hacerlo. ¿Aquí qué ocurre entonces? ¿Podemos decir que no conocen su cuerpo y su placer por no tocarse? Difícil cuestión. Porque saben guiar y pedir a su pareja sexual para disfrutar y llegar al orgasmo.

Lo que hay que saber es que tanto a un grupo de mujeres —las que no conocen el orgasmo— como al otro —las que sí lo conocen en pareja—, les cuesta encontrar la motivación para masturbarse. Y es que es muy difícil hacerlo si no hay ganas. Tocarse porque sí no activa la respuesta sexual de forma completa. Puede activar la respuesta fisiológica, pero sin la mente en clave erótica, será imposible sentir los estímulos como placenteros.

Imaginad que os tenéis que comer un cocido completo —con su sopa, sus garbanzos, su chorizo, su verdura, su tocino, su carne, y demás compango variado— en un momento en el que no tenéis hambre. Se nos haría cuesta arriba y terminaríamos vomitando por forzarnos y sin llegar a la mitad. La experiencia se grabaría como desagradable. Y eso es lo que pasa cuando a una de estas mujeres se les indica que deben masturbarse sin más recomendaciones si quiere llegar a tener un orgasmo. Lo hacen de forma mecánica, sin estímulo ni deseo. Sin ganas ni motivación. Por lo que la excitación, tan necesaria para que se dé el orgasmo, ni asomará. Nunca deberíamos hacerlo si no sentimos ganas de masturbarnos. No debemos hacerlo porque todo el mundo lo hace, porque hace mucho que no lo hago o solo porque no tengo pareja. Esa idea debemos desecharla. Porque generaremos más rechazo y se nos hará cada vez más difícil.

Algunas de esas mujeres han acudido a mi consulta preocupadas porque no consiguen disfrutar tocándose o no son capaces de hacerlo siquiera porque sienten rechazo a tocarse con sus propias manos. Y quieren hacerlo. Quieren conseguirlo pero no saben por dónde empezar. A pesar de haberlo intentado, no entendían cómo lograrlo. Y querían conseguirlo porque como solo lo obtenían en pareja, deseaban no tener que depender de otra persona o de tener pareja para disfrutar.

¿Y cómo se trabajaría? Porque en el capítulo anterior bastaba con empezar e ir tirando de lo que se siente. Pero aquí hemos dicho que tocar por tocar no nos beneficiará. Pues en este caso dependemos del deseo y de la excitación. En mi opinión, hay que trabajar primero estas dos cosas —explicadas en el capítulo 2—. Sensualizarnos, erotizarnos y despertar las fantasías sexuales que nos provoquen un impulso sexual, «ganas de follar» para ser concisos. Ese es el momento que debemos aprovechar para tocarnos. Sin juguetes. Con nuestras manos y mucho lubricante. Pero sin más objetivo que sentir placer con el roce de los dedos. Con las caricias que nos proporcionemos. Se trata de un proceso lento y largo pero efectivo. Hay que tocarse mientras sintamos esas ganas, ese impulso. Y cuando la excitación desaparece, parar de masturbarnos. Ni siquiera es necesario las primeras veces tocar el clítoris o introducir un dedo en la vagina. Lo ideal es acariciar los labios tanto externos como internos. Jugar con la vulva en general. Buscar unas pequeñas cosquillas que hagan agradable el tocamiento. Podemos a la vez usar la imaginación y fantasear con lo que queramos. Y lo dicho, cuando dejamos de sentir placer, paramos. Como cuando no tienes más hambre, que no te fuerzas a terminar el plato de comida —o no deberías si quieres quedar satisfecha y feliz—. Toda sensación agradable es placer, no es necesario que sea intensa ni orgásmica. No busques lo que aún no conoces.

Si seguimos erotizándonos día a día y explorando nuestra sensualidad, cada vez iremos sintiendo más el deseo y la excitación. No importa que al principio sea una vez a la semana. Poco a poco irán aumentando las ganas y con ello las veces que nos tocaremos. Y cuanto más veces nos toquemos con esa excitación y deseo, más tiempo durará el placer cuando juguemos con la vulva. Y cuanto más tiempo, más placer y más ganas. Cerrando un círculo positivo.

Desde luego que acudir a un profesional que nos aconseje, nos supervise y valore nuestros avances es óptimo. Pero desde mi punto de vista, aunque nos lleve más tiempo esperar a «estar cachondas» que masturbarse a diario o que masturbarse por masturbarse, es más efectivo.

El sistema de recompensa se activa con placeres positivos. Y cuanto más lo alimentemos, mejor responderá.

¿Esto que me pasa es normal?

Muy a menudo, me preguntáis en las redes sociales si esto o aquello que sentís, deseáis, imagináis o hacéis es «normal».

¡Cuánto nos preocupa si somos «normales»! Pues debéis saber que no existe lo «normal» en la sexualidad, por lo que no existe tampoco en el sexo. La sexualidad es tan diversa como personas existen. Y cada cual la vive a su manera. Por lo que si no existe lo «normal» tampoco existe lo «no normal».

Otra cosa es LO NORMATIVO. Lo que cada sociedad establece como «normal» muy a menudo es un ideal limitante, castrante y represivo. Esto hace que cuando descubrimos un placer fuera de esa normatividad, creamos que somos «raros» o dudemos de si es «normal».

Suele ser muy difícil —casi imposible— vivir nuestra sexualidad de acuerdo a esa normatividad sin reprimirnos. Sin sentir una angustia o ansiedad que apartamos. Porque la necesidad de aprobación y pertenencia a un colectivo es mucho más fuerte que lo que sentimos como propio. Así que cogemos como nuestro los mandatos sociales nos agraden o no. Porque es lo que piensa y hace la mayoría.

Pero si vivimos nuestra sexualidad de acuerdo a lo que sentimos y no a lo que nos dicen que debemos sentir, despertará la culpa, los miedos, la vergüenza, etc., y pensaremos a cada rato que no somos normales. Nos sentiremos juzgados y señalados. Y si somos capaces de gestionar esos sentimientos generados por ir en contra de la normatividad, y somos capaces de vivir nuestra sexualidad de acuerdo a lo que sentimos, es probable que lo hagamos a escondidas o que nos cuidemos de a quién le contamos nuestros gustos o prácticas.

Debemos pensar que si lo que hacemos nos hace felices, lo deseamos, nos satisface y no hacemos daño a nadie, ni a mí mismo ni a otra persona... ¿no es eso lo normal? ¿Qué importa si es diferente a otras personas? De hecho, ¿lo bonito no es que sea diferente? ¡Cuánto podríamos enriquecernos al juntarnos con otras personas!

Así que dejad de dar vueltas a si es normal vuestra sexualidad. Existen normalidades. La de cada persona. Es TU normalidad.

Y si no presenta dolor, dificultad, insatisfacción, frustración, angustia, ansiedad, displacer... es normal. Aunque sea distinta a lo normativo. La culpa, el miedo o la vergüenza ante tu normalidad son infundados por la normatividad impuesta. Nadie realmente cumple lo establecido ni es como nos dicen que debemos ser. Tan solo nos adaptamos y reprimimos para cumplir con ello y juzgamos más por envidia que por convicción. En lugar de cuestionar, agachamos la cabeza y obedecemos. Así que rompe con todo eso y disfruta. Y sé feliz. Vive tu placer y orgasmos como te salga del... corazón.

COMPLACER CON PLACER

Dejemos de complacer «por amor»
y hagámoslo por placer.
Si no disfrutamos de lo que hacemos,
perderemos el deseo,
bloquearemos la excitación
y ganaremos dificultad para alcanzar el orgasmo.
Tampoco complazcamos para evitar pedir,
por vergüenza de recibir.
Tampoco para buscar aprobación ni medallas.
Complacer por placer.
Porque nos gusta disfrutar de la otra persona.
Porque su placer nos excita.
Solo porque nos lo merecemos,
busquemos el placer.

11

Coito

Otro motivo de consulta bastante habitual es el displacer en el coito.

Recuerdo a una mujer que vino a la consulta porque le daba mucho morbo la penetración, la deseaba cada vez que se acostaba con su marido, pero cuando la penetraba, no sentía ningún placer más allá del mental. Del placer de sentirse penetrada. Y eso la frustraba. Porque ese era el único placer que conseguía con la penetración a pesar de desearla tanto y excitarse tanto tan solo con pensarla.

No sentía ningún dolor, no sufría ninguna dificultad sexual y además, lubricaba muchísimo. En cuanto pensaba en el coito, su vagina se expandía y «chorreaba» —según sus palabras— haciendo muy fácil la penetración desde el principio. Pero después, era como si le estimularan un codo.

«Aprendí que tengo una gran capacidad de sentir placer, mucho más duradera y más elevada que nunca. Que cada centímetro de piel cuenta y que la capacidad de tener orgasmos es infinita y no tienes que conformarte. Antes, aunque disfrutaba, percibía que me quedaba a medias y que algo me frenaba. Aprendí a entender mejor lo que me gustaba y vi lo importante que era despojarse de miedos y limitaciones».
B.C. 31 años.

«Sergio, ¿podría llegar a sentir placer o es verdad que solo pueden conseguirlo unas pocas mujeres?». Me preguntaba angustiada. «Yo no quiero llegar al orgasmo. No es mi objetivo ni lo ha sido nunca, aunque no estaría mal. Solo quiero sentir placer físico en mi vagina y disfrutar de algo que me encanta hacer pero por lo que cada vez siento más rechazo».

Y esta creencia de que la vagina no tiene sensibilidad es un mito muy arraigado aun a pesar de la evidencia científica de que existe inervación de toda el área genital, incluida la vagina en su totalidad y su capacidad para proporcionar placer. (Ref. >> B. Komisaruk 2011; C. Sutton 2010; Kilkku 1983). Y Barry Komisaruk, neurocientífico que estudia entre otras cosas la relación del orgasmo y el cerebro, afirma que: «Existen pruebas objetivas y subjetivas sustanciales que demuestran que clítoris, vagina y útero tienen cada uno una representación cognitiva sensorial significativa y pueden tener cualidades únicas para el orgasmo».

Estas evidencias científicas actualmente se están tomando en cuenta e integrándose en el marco teórico-práctico de la fisioterapia de suelo pélvico y fisiosexología a la hora de tratar disfunciones sexuales pero no así en la sexología, que ve intereses coitocentristas en dichas afirmaciones.

Es una pena que tarde tanto en actualizarse la sexología y genere con ello una discusión y confusión popular importante. Pero como me dijo una vez tomando unas cañas Pere Estupinyà, conductor del programa *El cazador de cerebros* en TV2 y autor de *La ciencia del sexo*: «Lo más difícil para el cerebro humano es romper una creencia». Y a continuación me contó varias anécdotas sobre los terraplanistas y su creencia férrea a pesar de las evidencias de que la Tierra es esférica. Pues supongo que de pronto cambiar el discurso tan repetido de que la vagina es insensible y no puede sentir placer —aunque en verdad lleven más de 10 años los estudios que demuestran lo contrario— es difícil.

Y entonces, ¿por qué, si la vagina está inervada y es susceptible de provocar orgasmos, muchas mujeres no sienten nada? Pues porque inervada no significa sensible, sensualizada, erotizada.

Hay que tener en cuenta que la mayoría de las mujeres crecen y se educan en torno a muchas prohibiciones sobre el placer femenino. Se les censura desde muy pequeñas. Por lo que desarrollan su sexualidad con culpa, miedo y vergüenza. Y debido a ello apenas se exploran la vulva y muchísimo menos, la vagina —un gran porcentaje de mujeres adultas jamás se han mirado sus genitales con un espejo ni observado sus partes—. Y cuando comienzan a masturbarse, muy pocas se introducen un dedo en la vagina. Así que podemos decir que lo único que ha estimulado una vagina antes de las primeras relaciones sexuales, ha sido un tampón o una copa menstrual en algunos casos. Dos objetos inertes que no se mueven y, por lo tanto, no estimulan. Y cuando hay relaciones sexuales, casi siempre son unos dedos criados en el porno y poco delicados, o un pene brusco, impaciente y rápido.

Hay que tener en cuenta que una mujer se masturba tocándose el clítoris principalmente. Y que lleva años estimulándoselo, aprendiendo de él, de su placer, de su ritmo, intensidades, etc., y con su vagina se limita tan solo a esperar sentir con la penetración. Sin tocarse, sin explorarse y sin conocer ni conectar con el placer que pueda provocarle. Se hace responsable del placer de su clítoris, pero no de su vagina. Esto hablado en términos generales. Es evidente que cada caso debe valorarse y evaluarse por separado, de manera única, para conocer por qué falta el placer y descartar diferentes factores. Pero para que vayáis entendiendo la posible insensibilidad de muchas mujeres, debéis saber que una de las causas más probables es la falta de estimulación, exploración y conocimiento de la propia vagina durante mucho tiempo.

CÓMO SENSIBILIZAR LA VAGINA

Os voy a describir unos ejercicios básicos pero efectivos. Con estos ejercicios conseguiréis sensibilizar de forma notable vuestras vaginas y comenzar a sentir placer físico. Y también podéis acompañarlo de la terapia sexual. Llegar al orgasmo es posible, pero no debe obsesionaros ni ser el objetivo. Se trata de despertar la sensibilidad y el placer.

Lo primero que hay que tener en cuenta es un deseo propio de sentir. Sensibilizar la vagina requiere desear disfrutarla. Los ejercicios hay que hacerlos por una misma y no para conseguir sentir algo por no ser la única entre el grupo de amigas o porque la pareja se empeña en que tienes que sentir.

Hay que masajearse a diario. Durante ocho semanas. Entre diez y quince minutos cada vez. ¿Suena difícil? Pues igual que conseguir ponerse en forma. No basta con apuntarse al gimnasio. Hay que ir, trabajar día a día y esperar los resultados después de un tiempo. Nada es inmediato aunque la sociedad actual nos venda esa cultura para generar consumo a través de la impaciencia.

Cada vez que te masajees debes introducir uno o dos dedos, a elección —yo recomiendo las primeras veces usar uno y más adelante, cuando se va cogiendo el «tranquillo», usar dos—. Elige una postura cómoda. Evita estar completamente tumbada para poder meter los dedos sin forzar el antebrazo y que puedas masajearte sin dificultad. Durante la primera semana, debes realizarte un masaje de forma consciente. Es decir, colocándote un espejo y mirando cada parte de tu vulva, el introito —la entrada de la vagina— y, después, observar cómo entra tu dedo. Debes masajear toda la zona de vagina que logres abarcar con tus dedos. Usa lubricante para facilitar el masaje. Estimula pared anterior, inferior y laterales. Cambia de mano y de dedos para facilitarte la estimulación de toda la vagina si es necesario.

Después de esa primera semana, ya puedes masajearte sin espejo ni observarte. Incluso puedes hacerlo sentada en el sofá mientras ves tu serie favorita del momento. Pero procura masajearte sin parar y durante los diez o quince minutos recomendados. Y así hasta completar las ocho semanas. Deberías notar más sensibilidad a partir de los quince días.

¿Y qué pasa si no lo haces todos los días? Pues que tardarás probablemente más tiempo. Ningún problema con eso.

¿Y qué pasa si no lo hago durante las ocho semanas? Pues nada tampoco. Quien se va a estimular y observar eres tú. Tú mejor que nadie verás tu evolución. Tú eres quien decide hasta cuándo. Tanto si te aburres y no lo consigues —en ese caso te recomiendo que acudas a un profesional, ya que es posible que haya algo más de fondo—, como si comienzas a sentir mucho antes de las ocho semanas. Insisto en que es algo general. Porque si no disfrutas de tu sexualidad de forma plena, tienes alguna dificultad erótica o alguna disfunción sexual añadida, es posible que nunca consigas sensibilizar de forma adecuada la vagina. Primero habría que resolver lo anterior y luego, si apetece, sensibilizarla. No se debe intentar sentir placer en la vagina porque no se es capaz de sentir o disfrutar de otra forma o con otras prácticas. No se debe intentar como escapatoria porque al final se sumará a lo demás y frustrará aún más.

Esperar a que la vagina «hable»

Otra mujer llegó a mi consulta porque le molestaba la penetración e incluso en ocasiones, le dolía «un poco». Llevaba así varios años. Había visitado varios especialistas: ginecólogos, que alguno llegó a decirle que era porque su novio tenía el pene muy grande, otro que era porque su vagina era pequeña —ya sé que suena a tópico o a chascarrillo, pero por desgracia es una justificación real de algunos profesionales que, ante la ignorancia, en lugar de admitir que no saben de dónde viene el problema, sueltan esas «perlas»—. Fue a ver a otros profesionales pero el resultado fue que no tenía nada patológico, ni lesión, ni neuropatía. Al final acudió a mí después de leer en mi Instagram un caso parecido de dolor sin causa aparente que traté con éxito.

Cuando llegó comenzamos la entrevista y repasando su sexualidad, descubrí que, cuando se masturbaba, podía introducirse los dedos sin problema y que casi siempre usaba un dildo con el que llegaba al orgasmo sin más estímulo que la penetración.

También descubrí que en ocasiones, cuando estaba en lugares o momentos donde le era imposible follar, pero sí podía meterse mano con su pareja y masturbarse mutuamente, también llegaba al orgasmo con los dedos y sin dolor ni molestias.

Así que estaba claro que no era algo patológico pero sí que era una dificultad, ya que cuando practicaba el coito, sí sentía molestia y se le escapaba todo el placer.

Me planteé derivarla a una psicóloga amiga mía, ya que llegamos a pensar que a lo mejor tenía alguna fobia oculta a los penes. Podía ser penetrada con dedos ajenos, propios y hasta con juguetes y además llegar al orgasmo. Pero con penes, imposible y siempre sentía molestia o dolor que le bajaban la excitación.

Pero antes de derivarla, quería analizar en profundidad su caso y saqué los *post-its* —ya os he hablado de este ejercicio en el capítulo 5 y que sirve para descubrir qué es diferente en muchas dificultades eróticas donde en unos momentos sí se puede disfrutar, y en otros similares, donde también se debería, no se puede—. Y sin llegar a terminar el ejercicio, descubrimos la posible causa: no esperaba a que la vagina estuviera preparada para ser penetrada. No escuchaba a su vagina.

En sus masturbaciones o cuando alguien la masturbaba, había un factor en común: el tiempo de excitación y el estímulo antes de entrar en la vagina era alto comparado con el tiempo que esperaba en el coito. Cuando mantenía relaciones con penetración, era todo muy deprisa. Tardaba solo el tiempo que tardaba el chico en tener la erección.

Ella conocía muy bien su placer. Lograba excitarse con tan solo pensar en tener sexo con alguien. Y el deseo la arrastraba al coito sin esperar. Me contó que le encantaba pensar en la penetración. Que aunque supiera que casi seguro le dolería, se dejaba llevar por el impulso sexual. No escuchaba a su cuerpo. Deseo y excitación no significan vagina preparada para ser penetrada. Pero ella no lo sabía.

Las ganas de follar nos pueden la mayoría de las veces. Y por muy fuerte que sea la excitación mental —se dice que es el 70 % de la excitación—, la vagina necesita de la excitación física. El problema es que si nos da mucho morbo la penetración y además, como en el caso de esta mujer, se logran orgasmos por estimulación vaginal cuando hay masturbación —propia o ajena—, más ganas entran. Más impulso sexual enfocado al coito. Así que cuando se siente dolor, aparece el bloqueo. Dejamos de disfrutar y no se entiende qué está ocurriendo: se desea a la otra persona, hay excitación, hay ganas... y sin embargo no hay forma de sentir placer. Y lo que es peor, como conocemos que sí se puede, se insiste en la penetración. Se «fuerza» a pesar de las molestias y el displacer. A veces tan solo por demostrarse a una misma que es capaz de hacerlo.

Lo interesante es que la mayoría de las veces —una vez descartadas patologías y lesiones—, la causa es la que descubrimos, que no se le da tiempo a la vagina. Y la solución está en aprender a escuchar a la vagina. Porque por muy increíble que parezca, la vagina «habla». Indica cuándo está preparada para la penetración.

Puede ser a los diez segundos de comenzar la actividad sexual, puede ser a los diez minutos o puede ser a los cuatro o a los veinticinco minutos. No importa. Lo que importa es aprender a escucharla. Entender cuándo es el momento ideal. Porque además variará en cada encuentro sexual según las circunstancias.

Para ello, lo primero que hay que hacer es evitar la penetración cuando la cabeza lo pide. Hay que esperar. ¿Hasta cuándo? ¿Cuándo debemos hacerlo? Pues fácil. Cuando el pene se deslice por sí solo en la vagina. Sin ayuda «manual» ni buscando la entrada cual diana.

Os describo un ejemplo práctico:

Haced todo lo que soléis hacer antes de ir a la penetración. Todo lo que os gusta. Si no soléis hacer nada, sino que sois una pareja que va directa al coito, entonces no lo hagáis y jugad antes. Disfrutad de besos y caricias. Chuparos. Y cuando sintáis unas ganas increíbles de ir al coito, tumbaros uno encima del otro pero no penetréis. Quedaos en esa postura y colocad el pene sobre la vulva, apoyado. Y así, bien pegaditos, besaros y disfrutaros. Dejad que mientras vuestras pelvis se mueven, como si bailarais, mantengan una presión de genital contra genital. Disfrutaos. No tengáis prisa por meterla. No os mováis con esa intención. Moveos con el foco puesto en sentir placer con el movimiento y las sensaciones y ganas que irán en aumento. Y aunque las ganas sean enormes, casi irresistibles, seguid jugando y esperando. Moved esas caderas porque llegará el momento en el que con la presión del uno sobre el otro, la lubricación, que habrá aumentado, y la dureza máxima que habrá alcanzado el pene, se deslizará «sin querer» en la vagina entrando de forma suave e indolora. Placentera. Deseada. Sentida. Ese será el momento. Y ese momento es el que debemos memorizar. Intentad entender el estado de la vagina. Cómo está. Qué diferencias hay con las veces en las que habéis practicado el coito a la primera. Entended la diferencia entre querer ser penetrada y que la vagina esté lista para la penetración.

Esto es lo que le recomendé a esta mujer, porque resultó que cuando estaba con un hombre, en cuanto él tenía una erección iban directos a la penetración. Deseada por ambos y muchas veces solicitada por ella, pero era demasiado pronto. Demasiado deprisa. Bueno, en realidad nunca es demasiado deprisa o pronto. Porque se trata de escuchar cuándo está lista la vagina. De hecho, la primera vez que puso en práctica el ejercicio, me contó que pasaron aproximadamente tres minutos —le aconsejé tener un reloj digital a mano—. Y apenas hubo diferencia en el tiempo con respecto a lo que hacía, pero sí el contenido de lo que solía hacer. En esos tres minutos se tumbaron uno sobre el otro como le expliqué, se besaron mucho y se movieron lentos. Hasta que el pene se deslizó solo. Y no solo eso. Sino que pudo experimentar el orgasmo que tanto sentía en la masturbación pero que nunca había logrado con el coito.

Otras mujeres que no llegan al orgasmo, ya que nunca lo habían experimentado, aprendido y sensibilizado, pero que hicieron el ejercicio, sí lograron la penetración sin dolor o molestias y además disfrutando físicamente y sintiendo placer.

DESPERTAR LA CURIOSIDAD

Otra forma de trabajar el placer en el coito en los casos donde no se disfruta pero se quiere conseguir es despertando la curiosidad. Erotizando al coito. También serviría para cualquier otra práctica que deseáramos erotizar y disfrutar —siempre que sea un deseo propio y no por complacer—. Lo más importante es no obligarse nunca a intentar disfrutar de ninguna práctica que en realidad no nos llama la atención o no queremos. Porque entonces nunca funcionará. Siempre habrá un «clic» que bloqueará al placer y no se conseguirá.

¿Y cómo despertamos la curiosidad? ¿Cómo erotizamos el coito y conseguimos sentir placer con él? Pues acercando el placer a la vagina. Ya que el coito y la estimulación directa de la vagina no proporcionan el disfrute necesario, se busca despertar las ganas y el placer de forma indirecta. Es decir, debemos estimular la vagina a la vez que el clítoris o cuando el clítoris esté proporcionando el máximo de placer. (Digo clítoris porque es la zona erógena con la que más y mejor se consigue el orgasmo. Y como el clítoris es el caballo ganador, es el que tomo como ejemplo. Pero imaginad que fuera al revés. Sentís orgasmos con la vagina y no con el clítoris. Pues invertís la forma de trabajar. Como os he dicho, sirve para despertar el placer en cualquier zona o con cualquier práctica).

La forma de trabajarlo sería la siguiente:

Tanto masturbándoos como con la estimulación de otra persona —por ejemplo, con sexo oral—, hay que jugar con la entrada de la vagina —zona que comparte inervación con el clítoris— durante todo el tiempo de estimulación pero sin introducir el dedo, juguete o con lo que sea que estés acariciándote.

Esto hay que hacerlo durante un par de semanas más o menos, todo depende de las veces a la semana que te masturbes o tengas sexo —ambas suman—. Mi recomendación está basada en al menos cuatro veces. Otra opción para no presionarse con la frecuencia ni el tiempo que hay que estar con la práctica es hacer este ejercicio hasta que comencemos a sentir un impulso de que el dedo entre en la vagina. Que puede ser en esas dos semanas que recomiendo o puede ser más o puede ser menos.

Una vez despertada esa sensación o realizado entre ocho y diez veces, repetiremos el ejercicio pero introduciendo el dedo justo en el momento que se tiene el orgasmo. Si es otra persona quien os estimula, deberéis advertirle del momento en el que, con cuidado y escucha, os introduzca el dedo.

Este movimiento durante el orgasmo, provocará que la vagina, además de despertar las ganas de penetración, relacione el placer del orgasmo de clítoris con su estímulo. Activando a su vez más ganas de ser penetrada en el siguiente encuentro o masturbación.

Después de este ejercicio que practicaremos durante otro par de semanas o lo que tardemos, se pasaría a estimular la vagina por dentro y no solo la entrada, desde casi el principio de la masturbación o sexo oral. Aquí es necesario hacerlo por repeticiones —entre ocho y diez de nuevo— y no por sensaciones. Recomiendo seguir empezando por el clítoris, jugar un ratito con la entrada y, cuando aparezcan las ganas de penetración, ya meter el dedo. No tener prisa y desarrollar la excitación siempre.

A estas alturas, y al meter el dedo, se debería encontrar placer al estímulo. Y habría que continuar hasta llegar al orgasmo habitual con el clítoris. Pero estimulando todo a la vez. Trabajarlo cinco o seis veces y cuando se note un placer más grande en la vagina, explorar la masturbación con ella, sin estimular a la vez el clítoris —aunque siempre en un estado de excitación alto, por lo que se puede tocar o chupar el clítoris primero un poco y después parar y continuar solo con la vagina—. No se busca el orgasmo —aunque podría darse—, sino la satisfacción. Hay que disfrutar del estímulo hasta que el placer y la excitación desaparezcan y dejen un estado de calma y paz. Con esto habría acabado el ejercicio y se deberían haber despertado las ganas de practicar el coito y placer suficiente como para disfrutarlo.

A todo esto, y mientras se hacen estos ejercicios, las relaciones sexuales en pareja se pueden —y se deben— practicar como siempre. Lo que irá ocurriendo es que poco a poco irá sintiéndose más placentera la penetración.

Y como consejo, si este ejercicio se acompaña del ejercicio de sensibilización de la vagina, el éxito aumentará de forma considerable. Son dos ejercicios compatibles y complementarios.

FORMAS DE PENETRAR

Hay razones para pensar que el placer vaginal, en muchos casos, no depende tanto de su sensibilidad en el coito como de la forma en que se penetra.

Hay que entender que la vagina tiene una capacidad enorme de adaptarse a todo lo que entra en ella. Se expande no solo por excitación, sino para hacer hueco a lo que entre y no dañarse por permanecer cerrada, su estado natural. De igual forma, se cierra alrededor de lo que haya entrado envolviéndolo y evitando dejar la vagina «abierta». Protegiéndose de nuevo del exterior. Esto sucede cuando una mujer se introduce un tampón, una copa menstrual o aparatología ginecológica durante una exploración.

Así que, si se practica una penetración, ya sea con un pene o con un juguete que mantengan una entrada y salida muy rápida, la vagina permanecerá expandida para permitir esa penetración de «metesaca» continua y no sufrir daño, porque no tiene tiempo de volver a su estado de contracción ni a poder contraerse alrededor del pene o del juguete. Por lo que en ese estado de expansión, el roce con las paredes será muy superficial. Y al contrario que el clítoris, que tiene sus terminaciones nerviosas a flor de piel, la vagina necesita un estímulo más profundo al estar sus mecanorreceptores sensitivos en capas más profundas. Así que una penetración rápida será un estímulo poco satisfactorio para la mujer. Por eso el estímulo de un dedo, aunque sea mucho más pequeño y delgado que un pene, muchas veces proporciona más placer al quedar dentro y hacer más presión que cualquier pene o juguete.

La forma idónea de penetración durante el coito para que la vagina sienta placer es con un movimiento lento y sin apenas sacar el pene. Cuanto más lento, más tiempo tendrá la vagina de contraerse alrededor del pene y sentir su roce. E incluso si se deja el pene dentro y se juega con el movimiento de las pelvis, aún mejor. El pene se moverá dentro de la vagina rozando cada zona y proporcionando un placer que no daría con un «metesaca».

Esta forma de penetrar es para quienes no sienten placer con el coito. Porque para mujeres que experimentan el orgasmo cervicouterino, disfrutarán más de penetraciones profundas y en ocasiones, rápidas. Aunque esta penetración también les proporcione satisfacción. Cada mujer debe buscar lo que le gusta y cómo le gusta. Pero esa búsqueda y esa exploración del placer vaginal en la penetración debe hacerse teniendo en cuenta los conceptos mencionados y adaptándose a las posibles causas que podrían provocar el displacer. Porque como ya he dicho varias veces, unas recomendaciones generales nunca sustituirán un trabajo individual en consulta donde se valoren todos los posibles factores.

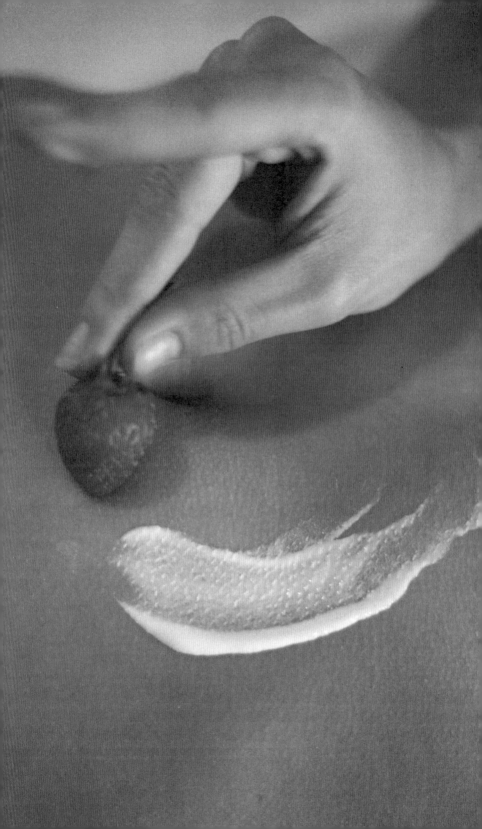

12

Energía sexual, emociones y bloqueos

La energía sexual se está haciendo poco a poco más conocida en nuestra cultura occidental, y por la que cada vez más profesionales de la sexología —y de la fisiosexología— se están interesando. Incluso hay algunos másteres que están incluyendo algún módulo de Tao sexual para conocer más sobre ella. La energía sexual no tiene evidencia científica y no puede demostrarse su existencia, como tampoco se puede demostrar la práctica de la acupuntura, pero ahí está el beneficio del que no duda ni siquiera la ciencia. Pero tampoco se puede dar explicación a muchas sensaciones que se perciben durante el sexo y ahí están. Que no pueda demostrarse con evidencia científica no significa que no exista. Significa que aún no se ha podido demostrar o no se conocen formas de explicar por qué sucede o de dónde procede o qué es. De todos modos, si te

«Descubrí otra manera de mirar, de pensar, de ver la vida. Me abrió la mente. Me indicó el camino para disfrutar de mi sexualidad y ahora es una prioridad. Trabajo en ello a diario. Disfruto mucho mi tiempo sin prisa por conseguir nada, dejándome fluir, sintiendo, observando y disfrutando. Diría que soy una persona nueva pero no, es algo mucho mejor: he conseguido ser yo». M.F. 41 años.

cuesta creer en la energía sexual, piensa en ella como la sensación que da la excitación. Que puede darse concentrada en los genitales o sentirse por todo el cuerpo. Incluso podemos sentir una sensación que recorre zonas concretas cuando nos acarician y estimulan, o sentir cómo nuestros genitales vibran cuando nos besan en el cuello, por ejemplo. Las sensaciones de hormigueo, escalofríos o calor placenteros cuando estamos con otra persona son manifestaciones de la energía sexual. Pero como he dicho, si no crees en ella, piensa en todo ello como la sensación que proporciona la excitación despertándose.

¿Y por qué voy a hablar de energía sexual? Porque para mí es una parte muy importante de la sexualidad y una parte muy influyente en los bloqueos que he ido describiendo a lo largo del libro: dolor, miedo, culpa, vergüenza y ansiedad. Y también incluiré a la tristeza. Así que quiero mostrarte cómo estos bloqueos, que no dejan de ser condicionantes externos a los que estamos sometidos desde que nacemos: familia, colegio, amigos, religión, trabajo... y que nos impiden ser conscientes de lo que sentimos y lo que somos en realidad, son en realidad estados en los que a veces nos sumergimos sin ser conscientes y que alimentamos con la activación de la energía sexual —o con la excitación—.

En los siguientes capítulos veremos los principales bloqueos emocionales y de los que derivan otros sentimientos, los procesos de desconexión emocional y sexual que sufrimos con dichos bloqueos y cómo ser más conscientes de ellos y aprender a romper con lo que nos impide disfrutar con plenitud de nuestras relaciones afectivas y sexuales.

Emociones

La energía sexual no es responsable de la satisfacción sexual o causante de los bloqueos sexuales. La energía sexual no es buena o mala en sí misma. Lo que ocurre es que todas las emociones se nutren de la energía sexual, tanto las que nos permiten abrirnos a los demás y proporcionarnos bienestar, como las que nos encierran en nosotros mismos sin darnos cuenta y nos frustran y amargan. Por lo que, al alimentar a las emociones, reforzará lo que sentimos cuando tenemos actividad sexual, ya sea en pareja o masturbándonos. Porque al aumentar la energía sexual durante el sexo, magnificará cualquier sentimiento o emoción que estemos experimentando en ese mismo momento. Por eso, a veces, cuesta tanto superar alguna dificultad erótica.

Por ejemplo, cuando se hace el amor sin ganas, nuestra energía sexual alimentará esa inapetencia, expandiendo la sensación de desgana de tal manera que, la siguiente vez, estará más presente y provocará un conflicto interno todavía mayor. Aunque la desgana venga de cualquier motivo de los ya descritos en este libro, si nos forzamos a tener sexo ya sea «por cumplir», «porque me deje en paz y se calle» o por cualquier otra creencia, la energía sexual magnificará los sentimientos que aparecen en ese momento y nos llevará a un rechazo absoluto por el sexo y a hacernos sentir y creer que no nos gusta follar. Y encima nos creeremos ese discurso para no sufrir una frustración enorme por no ser capaces de disfrutar.

Trabajar y centrarse en las creencias, prejuicios y mitos nos irá otorgando conciencia sobre cada una de las emociones que nos limitan y así romper los bloqueos. Y desde ahí superar las dificultades eróticas de manera más fácil.

Hay cuatro bloqueos emocionales principales que hemos nombrado mucho a lo largo de los capítulos y de los cuales pueden derivar otros bloqueos secundarios y periféricos que repercuten de forma directa en el disfrute pleno y consciente de las relaciones sexuales: el dolor/displacer, el miedo, la rabia/culpa y la vergüenza.

Debido a los condicionantes sociales y culturales negamos la expresión natural del sexo, lo que a la larga se convierte en un veneno: inconscientemente suprimimos el placer, frenamos los sentimientos y deseos sexuales e instalamos recuerdos de culpabilidad y vergüenza.

Por otro lado, y a pesar de los condicionantes externos —que en algunas personas tendrán más influencia que en otras—, tenemos las sensaciones naturales que nuestro cuerpo percibe, de las cuales se puede ser más o menos consciente, pero que están ahí.

Esta dualidad puede generar un conflicto interno —lo que debemos hacer, lo que esperan de nosotros frente a lo que sentimos y queremos hacer en realidad— de donde surgen la ansiedad y la necesidad de obtener respuestas, pero donde las creencias provocan un gran miedo a hacer caso a la propia sexualidad. Y cuanta más confusión y más conflicto se produce, más dolor interno se siente.

Algunas personas desechan estos nuevos sentimientos cuando los perciben, aferrándose a sus creencias con tal de seguir siendo «infelizmente felices». Prefieren negarlo y no enfrentarse al dolor que produce el conflicto interno, pero, por otro lado, no son tan críticos ante los comportamientos, deseos y gustos que se salen de lo «normativo» porque de alguna manera, los entienden y en ocasiones los anhelan.

Otras personas ni tan siquiera llegan a experimentar este conflicto, pues están tan aferradas a sus creencias y verdades externas que las hacen propias sin cuestionarlas, bloqueando cualquier tipo de emoción, deseo o fantasía que se salga del camino que les han marcado. Estas personas son las más «ciegas» y las que más duramente critican cualquier comportamiento fuera de lo establecido por la sociedad en la que habitan. Son las personas «rebaño».

Y, por último, están las personas que, a pesar del dolor, del miedo, del sentimiento de culpa y de la vergüenza, quieren despertar su conciencia porque no pueden convivir con la ansiedad que las domina. Quieren descubrir qué hay detrás de todos esos condicionantes que ya no consideran propios. No saben qué se van a encontrar, pero saben que no serán felices si se quedan paradas sin atender a lo que les dice su interior.

La energía sexual actúa de forma positiva solo en este último caso —como ya hemos comentado, esta energía alimenta todas las emociones y, sin predisposición y determinación, bloquearía aún más la conciencia—, ayudando a identificar las dificultades eróticas, los bloqueos emocionales y abriendo un sendero hacia las relaciones sexuales plenas.

Trabajar los bloqueos

Activar la energía sexual, desarrollar y potenciar nuestra excitación ayuda a hacer frente a nuestras sombras, bloqueos y miedos para poder conectar con nuestro verdadero yo, despertar la conciencia y armonizar cuerpo, mente y emociones. Por eso es importante tener presentes todos los ejercicios y recomendaciones hechas a lo largo de libro y sumarlas a lo que os voy a contar a continuación.

Eliminar el coitocentrismo de nuestras relaciones y tener la penetración como una práctica más pero nunca la principal ni el objetivo único cuando tenemos sexo, y permitirnos explorar el placer y descubrirlo a través de masajes, caricias, besos... ayuda a descubrir el cuerpo, a liberar el deseo y a aprender a dejarse llevar sin miedo a descontrolarse, para, sin embargo, conseguir el control absoluto de lo que somos. Darse permiso a recibir y exigir nuestro placer, poniendo en práctica los tres actos: Yo, tú y nosotros —explicados en el capítulo 10— nos acercará a la conciencia y al disfrute.

Pero además, para conseguir estos objetivos es necesario trabajar, uno a uno, los cuatro bloqueos emocionales a la vez que nos centramos en desarrollar la sensibilidad, la sensualidad, el deseo, la excitación, en conectar con el centro emocional y tomar conciencia de las dificultades eróticas.

Los pensamientos derivados de las creencias, prejuicios y las dudas que generan conflictos internos, y que a su vez liberan los miedos y el dolor, se forman en la mente. Y es la mente la que impide conectar con lo que ocurre en el cuerpo durante el sexo, sentir placer, deseo y confianza, y también impide conectar con el resto de las emociones que proporcionan bienestar. Al trabajar la excitación cuando recibimos —de ahí la importancia de aprender a recibir—, conseguimos que ese bloqueo que nos impide conectar cuerpo y mente desaparezca poco a poco, pues una excitación muy alta desconecta el pensamiento limitante que no es otro que el enfrentamiento de los condicionantes sociales contra las sensaciones naturales —el Yo debo contra el Yo soy—. Al aumentar esas sensaciones placenteras mediante el estímulo de distintas zonas erógenas, inclinamos la balanza de esa batalla, logrando un placer que estaba ahí pero que no reconocíamos. Y este placer dejará paso a una sensación de alivio y de apertura que nos permitirá sentir todavía más placer la siguiente vez.

Esta excitación eliminará las posibles sensaciones de dolor, molestias o displacer que sentíamos en nuestros encuentros sexuales.

Dejaremos de asociar estímulo a dolor y lo pensaremos como disfrute. Porque ya no iremos directas a buscar un orgasmo o a complacer a la pareja, sino que buscaremos nuestra satisfacción. Esos estímulos que tanto nos gustan en esas zonas que tanto nos excitan. Y al no haber dolor y sentir placer, resultará más fácil enfrentarse al miedo. Este miedo puede variar en las formas, pero al poder concentrarnos en el placer y saber que somos capaces de sentir, tendremos fuerzas para superarlo. Se irá tomando conciencia de por qué se sufría y de dónde provenían esos temores. Y esta toma de conciencia permite dar respuesta a la dificultad erótica desde la mente.

De esta manera queda libre el camino para que el bloqueo en el centro emocional que hacía sentir confusión, angustia y frustración por cómo se vivía la sexualidad, se deshaga sin oposición ni muro en la mente. Mediante la excitación y el placer, ya desbloqueado, se libera la rabia por haber permitido llegar a la situación actual, y así se libera el sentimiento de culpabilidad. Se toma conciencia de uno mismo y se comprende lo vivido y lo ocurrido, y aparece el perdón. Entenderse, soltar y lograr una claridad mental que otorga tranquilidad emocional. Aquí se rompe otro gran bloqueo.

Hemos conectado el cuerpo y despejado la mente. Nos hemos librado del peso emocional que suponía no sentir ni disfrutar. Ahora queda trabajar el placer genital. El orgasmo.

En este punto, las caricias y los estímulos son más sensibles, por lo que debemos buscar aumentar el placer y el abandono a ese placer. Conseguir que las sensaciones orgásmicas viajen a los genitales. Ahora que hemos aprendido a excitarnos y disfrutar de todo el cuerpo, es más fácil aumentar el placer genital. Antes, al ir tan directos al estímulo genital, aunque pudiéramos sentir placer, la excitación no subía de cierto punto o tardaba muchísimo en llegar al punto de ebullición y conseguir el orgasmo. Sin embargo, recibir y sentir placer nos excita mucho antes de estimular los genitales, por lo que al llegar a ellos, la energía sexual y la excitación acumuladas serán tan grandes que ya no se tocará para excitar, sino para disfrutar y alcanzar el orgasmo casi cuando queramos. Porque siempre lo sentiremos ahí para tomarlo cuando nos apetezca. Esa será la sensación.

No todas las personas con dificultades eróticas están en un estado de bloqueo total, pero el trabajo de los cuatro bloqueos emocionales asegura una conciencia completa de lo que ocurre y será más fácil poner remedio y superar la dificultad. Por supuesto, y como llevo repitiendo todo el libro, cada caso es particular y ante cualquier duda o dificultad, lo mejor es acudir a un profesional que nos asesore, guíe y ayude en todo lo necesario. Pero eso no quita que podamos autocultivarnos y explorar estos ejercicios por nuestra cuenta y observar si se dan cambios y cuáles se dan. Aprender de esa exploración.

LOS CUATRO BLOQUEOS EMOCIONALES

DOLOR/DISPLACER

Cuando se empieza una relación sexual, nos centramos muchas veces en la excitación genital casi de forma exclusiva. Esta práctica tan directa que busca el orgasmo rápido, cuando se repite en el tiempo, bloquea la excitación corporal y se deja de sentir placer y disfrute en otras partes del cuerpo —si es que en algún momento aprendimos a sentir—. Ir directos a los genitales, aunque puede despertar excitación y alcanzarse el orgasmo, suele provocar más dificultades que facilidades. Se bloquea el placer y comienza a aparecer el displacer. Se pasa a no gustarnos los estímulos que recibimos en el resto del cuerpo o a sentir dolor o molestias con esos estímulos. Y nos centramos tanto en conseguir orgasmar, en que nos guste lo que nos hacen, que no somos conscientes del bloqueo de energía sexual —o bloqueo excitatorio— que sufrimos.

Esta es la razón por la que debemos excitarnos a nivel corporal. No para llegar al orgasmo, sino para excitar los genitales. Para crear y desarrollar la energía sexual que nace en los genitales. Debemos llegar y estimular en los genitales solo cuando sintamos ganas, urgencia, necesidad de que sean tocados. Pero siempre provocado por la excitación corporal y no por la idea, no por la expectativa de placer. Deseo excitatorio. Deseo real. Y, a partir de ahí, comenzar a explorar la zona con delicadeza. Evitar el estímulo directo aunque el impulso por hacerlo esté a flor de piel. Ir poco a poco observando las sensaciones y por si apareciese el dolor. En personas que no tenían dolor pero sí displacer, notarán que eso ha desaparecido. Que ahora gusta. Y quienes sentían dolor —sin patología, aclaremos—, notarán ese dolor más apagado si es que notan algo. Ya no será un dolor difuso que llega o se refleja en el pecho; ya no es tan profundo e insoportable. De hecho si se abraza el placer que se siente paralelamente, el dolor se va. Este proceso puede liberar el llanto, y con el mismo llanto terminar por deshacerse. Puede comenzar siendo desconsolado para, al final, pasar a ser un llanto liberador que otorga una visión del conflicto y el bloqueo que lo provocaba: no haberse dado espacio a disfrutar. Los detalles dependerán de cada persona y de cada caso particular.

Al visualizar y comprender el origen del dolor, el miedo a sufrir desaparece, por lo que también lo hace el propio dolor, dando paso al placer y al disfrute. Los mismos estímulos en los genitales que antes desencadenaban ese dolor dan paso a sensaciones muy agradables, a otro tipo de excitación y, si antes se llegaba al clímax, a un orgasmo distinto de los experimentados hasta el momento.

La eliminación del dolor y el displacer da paso al permiso para sentir, lo que produce un aumento de la sensibilización del cuerpo, que es lo que se trabajaría de forma paralela al bloqueo con el desarrollo de la excitación y la sensualidad.

Este desbloqueo puede producir una sensación de estar «entre dos aguas» en las personas con dificultades eróticas que van más allá del dolor, ya que se ha sentido bienestar y placer pero aún se tienen pensamientos contradictorios. Es el principio del despertar de la conciencia, que comienza a levantar el velo que la mente lleva puesto.

CULPA

Una vez que el dolor ha desaparecido y por lo tanto ya no sirve de justificación para lo que nos pasa, lo que sentimos o lo que experimentamos en nuestra vida en general, y en nuestra sexualidad en particular, suele surgir la culpa. Al no poder aferrarnos al dolor para rechazar el placer, aparece la culpabilidad. Nos culpamos por todo lo que no logramos sentir. Los condicionantes sociales, que nos impulsan a imitar un modelo imposible de cumplir, aumentan esa culpabilidad. Esto ocurre porque en lugar de habernos concentrado en nosotras, en trabajar nuestros sentimientos de dentro a afuera —es decir, primero saber qué queremos y luego transformarlo— hemos trabajado lo que los demás esperaban de nosotras y hemos intentado que nuestros sentimientos se amoldaran a esas exigencias, lo que conlleva una frustración tan alta que terminamos por resignarnos para no sufrir ni colapsarnos —ya que el cuerpo tiene una capacidad limitada para asimilar el dolor y el estrés—. Y tras esa resignación, está la culpabilidad: nosotras somos las responsables.

Esa responsabilidad tampoco ayuda cuando no somos capaces de llegar al orgasmo, por ejemplo, o de conseguir aguantar más tiempo sin eyacular en el caso de los hombres. Escuchamos muchas veces que el placer es responsabilidad de cada una, no de la pareja sexual de ese momento. Y aunque es así, lo único que conseguimos es seguir condicionándonos, presionarnos y sentirnos más y más culpables.

Aquí es donde el trabajo con la excitación corporal y la exploración de puntos y zonas erógenas, si la culpabilidad es uno de los bloqueos que nos tienen en un estado de ansiedad ante el sexo, hace aparecer la rabia. Rabia hacia nosotras mismas por no ser capaces de conseguir lo que queremos, rabia por permitir algo o por no permitirlo, rabia hacia casi todo. Pero desencadenar esa rabia y permitir que salga produce un sentimiento liberador que, poco a poco, durante el estímulo y la búsqueda del placer, dará conciencia de su origen. Y acompañando a la liberación de la energía sexual, de la excitación y, si procede, del orgasmo, llegan la conciencia y la comprensión de que no somos culpables de nada, solo víctimas de los condicionantes, la educación y las influencias externas que nos han ido cegando sin que nos diésemos cuenta. Se cae el velo y entendemos lo que queremos, lo que somos y lo que sentimos de verdad. Se asume la responsabilidad de cambiar lo que no corresponde y convertirlo en lo que debe ser.

Al liberar la rabia y desaparecer la culpabilidad, desaparecen a su vez la resignación y la frustración y se derriban e incluso se superan algunas pequeñas dificultades eróticas que estaban en la mente.

Se consigue sentir y comprender que, por lo tanto, no tiene sentido seguir alimentando la culpa. Ahí comienza la sensualización del cuerpo.

Miedo

Cuando el dolor y la culpa desaparecen, toma protagonismo el miedo. Al desaparecer las barreras que impedían salir al exterior a los pensamientos y a los sentimientos naturales que estaban en el interior, estos toman el control y generan un conflicto, ya que las creencias limitantes aún tienen fuerza. Los recuerdos de lo que éramos, sentíamos o hacíamos aún están ahí. Y chocan con lo que queremos ser, lo que ahora sentimos y lo que nos gustaría hacer a partir de este momento. Sabemos que lo anterior nos perjudicaba, pero era conocido. Aunque lo sintamos como algo bueno, lo que está por venir asusta, porque es desconocido. Ahora es el momento de enfrentarse a lo que realmente somos y de salir de la tan famosa zona de confort, y eso produce mucho miedo.

Cultivando la sexualidad —explicada en el capítulo 2— se pretende dar más calidad al placer que nos permitirá ir trabajando cada miedo —de los que ya somos conscientes y no cuesta reconocer— a fin de que la mente tome conciencia de que lo que sentíamos antes solo eran fantasmas que no tienen presencia. Hay que mostrar a la mente que lo nuevo es bueno y produce bienestar y disfrute. Que avanzar y evolucionar es sencillo si logramos abrirnos a la sensibilidad y la sensualidad que vamos desarrollando.

Una emoción que suele desatarse en esta parte es la risa —aunque también podría darse el llanto, que tendría la misma respuesta—. Una risa descontrolada que, a la vez, libera los miedos y los pensamientos que estaban unidos a esos miedos y permite a la mente conectar con otras emociones, dando paso a una comprensión de todas y cada una de ellas. Ya no solo sabemos que estamos tristes, o furiosas, o excitadas, ahora podemos saber por qué nos sentimos así y de dónde viene. Se comprende cada emoción, así que ya no nos afectará de manera intensa ni nos controlará.

Vergüenza

Una vez superados los bloqueos de dolor, culpa y miedo, puede alcanzarse un estado de alegría y bienestar debido a los cambios experimentados. Este estado es real y permanente, ya que la mente, el centro emocional y el centro sexual han sido desbloqueados.

Pero ahora queda por hacer el recorrido inverso. Es necesario dirigir los flujos de energía sexual y la excitación desde los genitales hasta el resto del cuerpo, para que se genere un círculo que nos retroalimente. Primero trabajamos desde el cuerpo —con la excitación corporal— hacia los genitales, consiguiendo una excitación genital sin tocar ni estimular la zona y así sentir un gran placer al ir a ellos. Ahora, al hacerlo al revés, conseguiremos que cualquier parte del cuerpo que toquemos y acariciemos nos excite y proporcione sensaciones orgásmicas. Volviendo a empezar.

Se podría pensar que, al no existir ya bloqueos y desarrollarse sin límites la excitación, la energía sexual y el deseo, esta fluye por el cuerpo invadiéndolo sin que sea necesario más trabajo. Pero lo que ocurre es que, aunque la energía sexual y la excitación pueden fluir con libertad, están esperando a que les demos dirección.

Y la dirección se consigue eliminando la vergüenza. Con este fin, el cultivo de la sexualidad trabaja de manera que la persona debe interactuar hablando de lo que quiere y, sobre todo, de lo que no quiere una vez descubierto el propio placer, aprendido a recibir e integrada la importancia de la comunicación. Ya no basta con esperar un momento más placentero cuando una parte del estímulo sexual no es agradable. Y tampoco basta con que, aunque haya momentos de pequeños dolores o momentos donde no se siente placer, dé lo mismo porque se piense o se sepa que se puede llegar al orgasmo sin problema. Porque esto se traslada a la vida diaria y no es suficiente con tomar conciencia, sino que también hay que tomar el control.

Decir lo que no gusta, lo que no se quiere sentir en ese instante, permite conocerse, relajarse, confiar y, sobre todo, dejarse llevar, porque con el descontrol aparece el control. Y desde ahí, se llega al placer absoluto y a superar las dificultades eróticas.

Así que, una vez superados y entendidos los cuatro bloqueos y los límites y dificultades derivadas de todo ello, se despierta la conciencia plena sobre una misma, otorgando una visión ampliada del orgasmo, el sexo, las relaciones, el placer, la autoaceptación, la sensibilidad, la sensualidad y la creatividad.

Este es el orden de trabajo más común que yo aplico en consulta, pero a veces es necesario trabajar antes el miedo que la culpa. Lo que no varía es que siempre se trabaja el dolor o el displacer en primer lugar y, en último, la vergüenza. Tampoco es necesario trabajar siempre cada bloqueo de uno en uno, puede ser una mezcla. Lo importante es respetar los tiempos. Habrá quien los supere con rapidez y quien necesite un tiempo más largo para cada bloqueo. Esta forma de trabajo es solo una guía para comprender y acompañar el resto de los ejercicios descritos a lo largo del libro. Un apunte de cómo influye la energía sexual en nuestras emociones, nuestro cuerpo y nuestra conciencia. Y para que entendáis por qué le doy tanta importancia al trabajo de la excitación y del placer. Para mí son la clave de la superación de toda dificultad erótica.

Desconexión sexual

Este es un bloqueo emocional que cada día trato más. Sobre todo en mujeres que han pasado por relaciones de pareja estables y duraderas. Se trata de un bloqueo provocado por la sociedad actual y los condicionantes culturales tan agresivos a los que estamos expuestos. Lo que «debemos ser» choca con lo que «sentimos ser».

Es una desconexión entre mente y cuerpo que lleva a la persona a dejar de excitarse, ya sea con una caricia, un beso, una película pornográfica o una novela erótica y, seguidamente, a perder la habilidad de sentir placer, deseo y orgasmos. Esta es la razón de que lo haya llamado desconexión sexual, pues aúna síntomas de varias dificultades eróticas con un componente emocional grande, pero sin corresponderse a ninguna disfunción real en concreto.

Las personas que sufren este tipo de bloqueo, aunque con anterioridad hayan llevado una vida sexual activa, aceptable y más o menos satisfactoria, dejan de tenerla sin causa aparente. De repente, un día comienzan a no llegar al orgasmo, a no excitarse con los estímulos habituales ni con otros estímulos a los que se lanzan creyendo que la falta de deseo y de placer es debida a la monotonía sexual. Algunas de ellas, incluso, han llegado a afirmar que tocarles los genitales les produce la misma sensación que si les tocaran un codo. Otras personas sí sienten el deseo sexual inicial y tienen ganas de tocarse o acostarse con alguien, pero, después, sufren y se obsesionan al no sentir que su excitación aumenta, al no llegar a ningún tipo de placer y, sobre todo, al no saber qué les ocurre y por qué. Y si esa persona llegaba anteriormente al orgasmo con mucha facilidad, la angustia que se genera es todavía mayor. La consecuencia es la inhibición del deseo de manera absoluta. Pasan a la resignación para lograr seguir adelante con sus vidas. Pero la ansiedad continúa presionando la mente como un ruido de fondo y se acentúa la desesperación por volver a ser como antes.

Además de las causas psicológicas, que siempre tienen que ser tratadas por un profesional, cultivar la sexualidad puede ayudar a desbloquear esta desconexión.

El factor común en este tipo de bloqueo es la conexión que ha creado la persona entre lo emocional y lo sexual, sin diferenciar entre estos dos planos. Es decir, se trata de un condicionamiento entre la sexualidad y el encuentro erótico con otra persona y los sentimientos de amor, cariño y compromiso afectivo. Incluso llegan a pensar que únicamente estando enamoradas pueden lograr la satisfacción sexual. Y en cuanto se sienten emocionalmente traicionadas, sufren una decepción que las entristece demasiado o pierden la confianza en la pareja y el deseo sexual se les apaga.

El problema comienza cuando no se resuelven esas sensaciones y se siguen manteniendo relaciones sexuales. La angustia se apodera de la persona, porque sentimentalmente no está bien y, al considerarlo unido, el sexo deja de ser placentero. Y tener sexo con la pareja porque se cree que eso puede rellenar el afecto perdido provoca la caída en una espiral sin control.

Como consecuencia, al tener sexo sin placer, enseguida aflora el malestar emocional y se relaciona ese momento de sexo con los conflictos sufridos, por lo que el dolor y la ira se agrandan, generando más tristeza, ansiedad y un bloqueo creciente de la propia energía sexual y la excitación.

Ahí es donde el cuerpo bloquea e inhibe el placer y el deseo a fin de no sufrir. La mente toma el control y relega al sexo y a las emociones a un segundo plano, viciándose con pensamientos negativos.

151

Es así como se entra en un laberinto difícil de salir levantado por la propia persona. Y los bloqueos llegan a todos los niveles: energéticos, sexuales, emocionales y mentales.

Al final, o bien se rompe la relación de pareja, lo que conlleva un sentimiento de fracaso absoluto, o bien se mantiene esa relación sin vivirla, lo que provoca una sensación de vacío, también muy dolorosa. La conclusión que saca la persona es que no merece la pena enamorarse o encariñarse de nadie. Y ese bloqueo afectivo influye en el placer sexual, ya que, como hemos dicho, inconscientemente se mantiene la creencia de que los dos son uno —no existe sexo sin amor ni amor sin sexo—, y, al mantener relaciones sexuales esporádicas, no se consigue placer, ni el orgasmo, ni disfrutar.

La mente se obsesiona, porque nunca antes le había ocurrido. E intenta la masturbación y el coito desde la ansiedad, obteniendo siempre el mismo resultado y bloqueándose aún más.

En personas con este tipo de bloqueo, en primer lugar se trabajaría el descontrol del plano mental. Después, se trabajaría en la falsa creencia de que el sexo y el amor deben ir juntos. El sexo nunca podrá suplir las carencias sentimentales ni sustituirlas. El sexo puede reforzar los lazos con otra persona a través de la energía sexual, pero el amor, el cariño y la afectividad, aunque puedan ir de la mano del sexo, también se pueden dar aparte. Si no, el amor entre padres e hijos, hermanos o amigos no existiría. Si se comprende esto, se puede empezar a tomar conciencia de la independencia de ambos planos.

Una vez conseguidas esa concienciación y la calma de la mente, se trata de que la persona se concentre en escuchar al cuerpo. En ir recuperando las sensaciones de la piel a través de la exploración corporal. De quitarle importancia a los orgasmos y a lo que se sentía antes de caer en esta desconexión. Se trata de recuperar la capacidad sexual anterior pero sin pensar en ella ni querer alcanzarla de un día para otro. Se trata de ir aprendiendo poco a poco, de erotizarse de nuevo y de disfrutar de los estímulos. Hasta ser capaces de sentir placer y recuperar lo que estaba dormido.

Según vayamos derribando muros y bloqueos, la energía sexual fluirá restaurando y mejorando cada parte de nuestro cuerpo, nuestra mente y nuestro centro emocional.

Hay momentos en nuestra vida en los que, aunque hayamos alcanzado las metas y deseos que nos habíamos propuesto, se presentan sensaciones de desazón, de apatía, de tristeza profunda o incluso de agitación y ansiedad infinita que no desaparecen con nada.

Y por mucho que hagamos para tratar de eliminar esta insatisfacción permanente —yoga, pasear, ir de compras, conseguir el último modelo de móvil, un coche nuevo y caro, vacaciones alucinantes, etc.—, y aunque nos aferremos a nuestra «vida perfecta» y nos creamos que todo está correcto, esta insatisfacción, aunque pueda desaparecer durante unos días, enseguida volverá para golpearnos con más fuerza.

Esto es debido a un gran bloqueo de la energía sexual que impide que esta recorra el cuerpo libre y nutra las emociones. Lo que embota la mente dejándola expuesta a la influencia de los condicionantes externos y a la incapacidad de discernir qué es lo que sentimos, qué es nuestro y qué no y si lo que sentimos es lo correcto.

Y a su vez, estas manifestaciones —la tristeza profunda y la ansiedad infinita— se deben al conflicto que se crea entre los condicionantes sociales, que nos dicen lo que debemos hacer y tomamos como verdad, y las sensaciones naturales que sentimos y que nos dicen lo que realmente nos gustaría hacer.

Curiosamente, los condicionantes más fuertes y que más chocan con nuestra naturaleza son los relacionados con la sexualidad: el cuerpo, el placer, la sensualidad, la erótica, las preferencias sexuales, etc., generando siempre algún miedo, prejuicio o aprensión ante el sexo y todo lo relacionado con él.

Este conflicto es el que produce esa amargura que no sabemos de dónde viene.

Las consecuencias más comunes del bloqueo de la energía sexual, que dan como resultado la tristeza profunda y la ansiedad infinita, son: insatisfacción continua en uno o varios aspectos de la vida personal, falta de autoestima, culpabilidad, resistencia a los cambios, pérdida de sensibilidad, ansiedad ante el orgasmo, poco interés en las relaciones de pareja, ira, frustración e infelicidad.

Las personas que lo sufren, con frecuencia, no están de acuerdo con la realidad de su vida. Sienten y creen que nunca van a poder cambiar la situación y que cada vez irá a más.

Debemos trabajar nuestra excitación enfocada a la toma de conciencia a fin de derribar los condicionantes sociales, como, por ejemplo, la creencia de que el placer y el deseo deben ser espontáneos y que no se deben planificar ni hablar de ellos. Así que, a través de la exploración corporal, el deseo excitatorio y la activación de la energía sexual, se logra entender que el placer se trabaja y se provoca. Esto, a su vez, otorga la conciencia de saber que podemos controlar nuestras circunstancias y nuestra vida y que, si quisiéramos, con solo escuchar y sentir, podríamos cambiarlas. A través del cultivo de la sexualidad —con la huella erótica, por ejemplo—, podremos responsabilizarnos de lo que nos ocurre para poner solución.

Esta toma de conciencia libera el bloqueo de la energía sexual. Y poco a poco, se desarrolla aún más la energía sexual y la excitación, dado que ya no tienen problema en expandirse, y esto, a su vez, despierta aún más la conciencia. No solo se es capaz de controlar el deseo y el placer, sino de sentir y comprender lo que se quiere y eliminar el condicionante que impedía vivirlo. Poco a poco, vamos rompiendo más condicionantes, límites y nos responsabilizamos de lo que nos ocurre sin dejarlo en manos de nadie ni de nada. Hasta que se llega a un estado de conciencia plena y de desbloqueo total que elimina el estado de tristeza profunda y de ansiedad infinita, y se pasa a un estado de tranquilidad absoluta.

13

Preguntas frecuentes

Quiero compartiros una serie de preguntas frecuentes que me suelen hacer por redes sociales, tanto por privado como cuando me comentan algún artículo de los que publico. Son dudas que pueden parecer banales o poco importantes pero que preocupan a más personas de las que imaginamos y que afectan a su sexualidad de una u otra manera.

> «Aprendí a abrir puertas a mi placer. Aprendí a abrir puertas a decidir. Aprendí a abrir puertas a poner límites. Aprendí a vivir y conocerme».
> S.R. 51 años.

Soy hetero, pero me gusta el porno lésbico

Una preocupación menos habitual pero bastante común en mujeres heterosexuales que ven porno para masturbarse es con el tipo de porno que visualizan. O más bien con el tipo de porno con el que se excitan: porno lésbico.

La mayoría de esas mujeres se preocupan por su orientación sexual. Ver porno lésbico las excita muchísimo, les ayuda a su placer. Y eso les raya. Las confunde porque aunque ellas se consideran heterosexuales y a la hora de querer sexo por quien sienten atracción es por hombres, prefieren ver sexo entre mujeres para masturbarse.

Y no saben por qué se sienten así. Creen que son bisexuales o lesbianas reprimidas y les preocupa —como si eso fuera un problema—.

Lo primero es saber que tu orientación sexual solo puedes definirla tú. Independientemente del porno que veas, de las personas con las que te acuestes y de la atracción tanto sexual como romántica que sientas. No importa lo que digan los libros. Importa lo que tú sientes y cómo te sientes y defines. Y punto.

Por otro lado, vamos a explicar lo del porno. Las mujeres que ven porno lésbico lo hacen sobre todo porque el porno *mainstream* —el porno hecho por y para hombre hetero— no les atrae ni les excita por el trato que reciben las mujeres y porque está enfocado a la fantasía masculina exclusivamente, fantasías que difieren muchísimo de cómo ven las mujeres el sexo. Esto no quita que no haya mujeres que no consuman y disfruten de este tipo de pornografía. Como en todo, en la sexualidad hay gustos para todo y para todos.

Eso por un lado. Y por otro, el porno lésbico suele representar escenas más comunes a las fantasías femeninas. A cómo ven el sexo las mujeres y cómo lo desean. Es un porno más sensual a pesar de su contenido explícito. Por lo que este porno les excita y motiva a la hora de masturbarse. Y eso no significa que seas bisexual o lesbiana. Porque si hubiera porno hetero como el lésbico, o sea, cambiar a una de esas mujeres por un hombre, casi seguro que también sería excitante y muchas mujeres cambiarían a ese porno. De hecho existe, pero es de pago y poco accesible de forma gratuita como lo es el porno *mainstream*.

En conclusión, lo que excita es lo que somos y lo que imaginamos según nuestra forma de vivir y entender la sexualidad, no es por lo que vemos.

MUJER MULTIORGÁSMICA

Las mujeres tienen una capacidad para el placer sexual prácticamente inagotable. Pero, aunque todas las mujeres tienen la capacidad de tener múltiples orgasmos, muchas no los experimentan o no lo hacen con regularidad.

¿Por qué algunas mujeres tienen habilidad multiorgásmica y otras no? ¿Por qué la misma mujer lo tiene unas veces y otras no? Muchas mujeres que no sabían que podían tener múltiples orgasmos los han descubierto al ir probando nuevas experiencias o nuevas parejas, o al hacerse más expertas.

Vamos a ver algunas características que diferencian a las mujeres multiorgásmicas de las que tienen un único orgasmo:

—Autoplacer. Es más probable que las mujeres multiorgásmicas se masturben y hayan tenido orgasmos desde una edad más temprana. Aunque esto puede hacernos creer que su apetito sexual innato es más intenso, es muy probable que en realidad estas mujeres hayan crecido en un entorno más abierto a la exploración sexual, o que simplemente tuvieran la suerte de tropezarse antes con el orgasmo.

—Conocen sus puntos placenteros. Las mujeres multiorgásmicas exploran más su sexualidad. Esto no implica que tengan que interesarse más que las demás por los accesorios y juguetes sexuales o por las relaciones sexuales. Solo significa que han explorado —o han permitido a su pareja explorar— su mapa erótico. Conocen los lugares de su cuerpo que les hacen vibrar y los que les hacen cantar. Es más probable que las mujeres multiorgásmicas empleen la estimulación vaginal cuando se masturban y que sientan orgasmos con la penetración vaginal. Además de optimizar la estimulación clitoriana, optimizan la estimulación de los puntos sensibles de su vagina.

—Piden lo que desean sin pudor. Las mujeres multiorgásmicas son capaces de pedir lo que desean, de exigir lo que les da placer o de dirigir las manos de su pareja, la boca o el pene —si se está con un hombre— hacia donde quieren. Es más probable que den y reciban en el sexo sin miedo, culpa o vergüenza. También estimulan, o hacen que sus parejas estimulen, una gran variedad de zonas erógenas al mismo tiempo. Mezclan y combinan su estimulación, uniendo la de los pezones con la clitoriana —por ejemplo—, y esta con la estimulación de la vagina profunda o del punto G.

Aun así, puede ser que una mujer cumpla todas estas características y solo tenga un único y placentero orgasmo. Y está bien. No hay nada malo en esa mujer por no ser multiorgásmica. Estas características son solo fruto de la observación, ya que no hay ninguna evidencia científica que pueda explicar la multiorgasmia de las mujeres. Pero sí que suelen coincidir estas premisas. De todos modos, hay también mujeres que despiertan su capacidad multiorgásmica en la edad adulta al deshacerse de tabúes, miedos y vergüenzas de forma natural.

¿POR QUÉ A ALGUNOS HOMBRES NO LES GUSTA QUE LAS MUJERES TOMEMOS LA INICIATIVA EN EL SEXO?

En la sociedad moderna y occidental, a los jóvenes se les enseña todo tipo de cosas que se consideran importantes para su crecimiento y bienestar. Pero curiosamente, el cómo relacionarse sexual y afectivamente no es una de ellas. Se asume que todos nacemos con el conocimiento, la habilidad y la capacidad de relacionarnos con satisfacción. Perdón, corrijo: se asume que el hombre es quien tiene todo ese conocimiento y que la mujer debe dejarse hacer y enseñar. A la mujer se le asume que debe disfrutar de lo que le haga el hombre, que es quien sabe sobre el placer de ambos.

Y la triste verdad es que en la pubertad, cuando la sexualidad comienza a despertar y se tienen las primeras experiencias sexuales, no se tiene ni idea de cómo actuar, qué hacer, qué gusta... por lo que se acude a la fuente más cercana y más fácil: la pornografía. Y a esto se le tienen que sumar infinidad de creencias y leyendas urbanas que, por falta de una educación sexual integral, se asumen como reales y normativas. Y desde esas creencias y esos comportamientos adquiridos por el porno solemos relacionarnos.

Pero cuando una mujer supera esas creencias, se opone a reprimir su sexualidad, a supeditarla a lo que el hombre quiera y como quiera y aprende, libera y busca su propio placer, provoca un cataclismo. Porque el hombre, al creer que él es quien debe dar el primer paso, quien debe proporcionar el placer a la mujer, quien dice qué y cómo le gusta a la mujer, cuando la mujer toma la iniciativa, cortocircuita.

Unos, por sacarles de su rol de «macho dominante», se sienten perdidos. Eso les genera miedo. No saben qué hacer o cómo actuar. Y terminan por huir de la mujer o evitarla.

Otros, niegan que eso sea posible. Tienen tan interiorizado que ellos son los que saben, que aceptarlo es inviable. Y rechazan desde el insulto, la descalificación y consideran que esas mujeres no son «verdaderas» mujeres.

Y tanto a un grupo como al otro, con frecuencia les causa una bajada de la erección cuando la mujer con la que están toma el control e iniciativa en el sexo.

Por suerte cada vez más hombres están rompiendo con esa presión social y carga anticuada y machista, gracias a la oposición de la mujer que les está dando conciencia de que ellos son cómplices del placer de sus parejas, pero no responsables. Y disfrutan de que la mujer tome la iniciativa, pida, haga, deshaga y proponga.

Vamos poquito a poco, pero avanzamos a relaciones más igualitarias y sanas.

Pero ojo, eso no significa que a una mujer no le guste que la sorprendan o le dediquen tiempo y mimos como al hombre le guste hacerlo o que no le guste que sigan tomando el control y la iniciativa. Hablamos de que la mujer también puede asumir ese rol si le apetece y sin que resulte extraño o se vea como algo incorrecto o malo. Se trata de comunicarse, escucharse, compartir gustos y aprender a dar y recibir sin juzgar y disfrutando.

¿Es buena idea aceptar alguna vez hacer el amor sin ganas?

Ante esta pregunta, están las personas que piensan que sí y las que piensan que no. Es evidente que no es una cuestión de respuesta única ni de alto porcentaje a una de las dos posibilidades. Como todo en el sexo, es lo que uno sienta, elija y prefiera de acuerdo a sus creencias y a cómo viva y disfrute su sexualidad.

No quiero convencer a nadie con lo que voy a contar, sino tan solo hacerte pensar un poco dándote mi opinión como sexólogo y como terapeuta de energía sexual. Porque al fin y al cabo, el deseo y la excitación están relacionados íntimamente con esta energía.

Pero antes de explicar mi punto de vista, me gustaría resumir las razones que suelen darse tanto para el sí como para el no. En estos casos voy a basarme en las respuestas recibidas en las redes sociales donde compartí esta pregunta que me hizo una seguidora:

La mayoría de las personas que niegan la posibilidad de aceptar hacer el amor sin ganas se aferran a la idea de que hay que tener amor propio —aceptar significa para estas personas no quererse lo suficiente— porque si no escuchamos nuestro deseo —o lo que no deseamos en este caso— y lo hacemos sin ganas, esto nos llevaría a frustraciones y malestar. Incluso podría provocarte baja autoestima.

Y luego del grupo de las personas que dicen que sí, hay unas que piensan que se puede alguna vez aceptar sin tener ganas «por amor». Que a veces es bueno ceder por tu pareja, para que se encuentre bien y no se sienta rechazado. Y también hay otras personas que son tan sexualmente activas que dicen que sí porque realmente no conciben no tener ganas. Para ellas el follar es como el comer y el rascar... que todo es empezar —aquí podemos ver con claridad un ejemplo de lo que es el deseo excitatorio—.

Así que tanto el grupo que piensa que no como el que piensa que sí, se ven influenciados por sus experiencias, las creencias con las que han crecido y su manera de sentir, ver y practicar el sexo. Y quizás contestan siguiendo un patrón y/o normatividad social.

Así que voy a realizar de nuevo la pregunta:

¿Es buena idea aceptar alguna vez hacer el amor sin ganas? Y ahora no pienses en lo que te gusta el sexo o el sacrificio que te supone ponerte a la faena sin ganas. Vamos a pensar en lo que te implica esta acción a nivel físico, emocional y energético. Porque como dijo mi amiga y grandísima sexóloga, Arola Poch, respondiendo a esta cuestión: «Pues iba a decir NO, pero si me pongo a pensar, quizás no lo tenga tan claro».

Y esa es la idea. Pensar, cuestionar y elaborar nuestra propia respuesta escuchando a nuestro cuerpo. Así que si piensas que no, que sea porque aceptar sin ganas te va a hacer sentir mal, te suponga un conflicto o un problema —ya hemos hablado de que la energía sexual nutre y magnifica las emociones y sentimientos que tengamos en el momento del sexo—. Y hacerlo así te afectará por consiguiente de forma negativa. Solo en este caso estoy totalmente de acuerdo en negarse con rotundidad —aunque también soy partidario de, si esto te ocurre siempre, analizar la situación y averiguar si es un automatismo o de verdad no te apetece—. Porque que tu respuesta sea «no» porque digan que hacerlo sin ganas es no quererse o a ser un objeto para la pareja y tú has aprendido a quererte y a no dejar que nadie rompa eso, no. Así no. Y para que me entiendas mejor, voy a ponerte un ejemplo:

¿Cuánta gente va al gimnasio muchas veces sin ganas? Acaban de llegar del trabajo, con estrés, aguantando un tráfico horrible o un metro hasta arriba, o que madrugaron mucho y andan cansados y no tienen ni pizca de ganas, pero saben que el ejercicio es bueno, desestresa y descarga. Y además, permite dormir mejor. Pues cuando esas personas que no tenían ánimos ni fuerzas para ir al gimnasio salen recién duchaditas y relajadas y piensan: «Qué bueno que me animé a venir», «Qué bien me ha sentado, mereció la pena el esfuerzo», etc., resultó que hicieron bien en acudir sin ganas. Entonces, ¿por qué el sexo va a ser distinto del gimnasio?

Y ahora para las personas que piensan que sí es bueno aceptar alguna vez hacer el amor sin ganas: nunca lo hagas por la pareja. Por mucho que la quieras, no se hace para que no se sienta rechazada o se frustre. Nunca se debe hacer el amor «por cumplir». Hacerlo debe reportarte algo, como por ejemplo que ver a tu pareja orgasmar te hace feliz —a ti, incluso a tu ego—. Y desde ahí seguro que se despiertan tus ganas. Hacer el amor, sea con ganas o sin ganas iniciales, activa y despierta tu energía sexual y esta desarrolla tu deseo excitatorio. Eso puede hacer que ver a tu pareja disfrutar no solo te haga feliz, sino que te excite y comience a subirte la libido. Poco a poco tu energía sexual llegará a su punto máximo y te hará disfrutar muchísimo, llegues o no al orgasmo esa vez. Y al acabar no pensarás en si tenías o no ganas al principio. Y el beneficio y la relajación serán iguales o mayores que al salir del gimnasio.

Escuchar a tu cuerpo para darle la respuesta correcta enriquecerá tu relación de pareja y tu comunicación con ella. Porque hacer el amor sin tener ganas no tiene que ser algo malo si lo enfocas como un ejercicio que te va a aportar cosas beneficiosas. Si lo ves como algo negativo, seguramente tu relación ya sea algo incómoda a nivel emocional y es evidente que no es que no quieras hacer el amor sin ganas, es que no vas a tener ganas nunca o casi nunca.

Pero en una relación sana, aceptar alguna vez hacer el amor sin ganas puede ser como un juego, un conocerse mejor, un reconocerse, un disfrutar de ver a tu pareja empeñada en despertar tu deseo... No importa cómo empiece, sino cómo acabe. Follar es divertido. Tengas ganas o no, si empiezas, te encharcas hasta el final. Pero desde luego no significa decir siempre que sí. Como digo y repito, debemos escucharnos en cada momento y no contestar de forma automática todas las veces. Escucha y decisión.

EXCUSAS

En relación a lo anterior, me gustaría añadir —ya que no es una pregunta frecuente, sino una observación mía— que a veces no es que no tengamos ganas de sexo, es que nos lo negamos.

A veces convertimos los tópicos en excusas y esas excusas, en dinámica. Muchas parejas que acuden a mis talleres comentan que cuando no tenían niños era más fácil follar o incluso que cuando eran solteros y vivían en casas separadas tenían más ganas porque no se veían tanto... Yo opino que tener niños nos obliga a cambiar la rutina o costumbres y buscar otros momentos, pero claro, si queremos hacerlo igual que cuando no estaban los hijos, por supuesto que parece más difícil. Y sobre lo de las ganas al no verse tanto, ¿no será mucho mejor vivir juntos que podrás follar cuando te vengan las ganas que esperar a la oportunidad de ver a tu pareja y encontrar un sitio donde hacerlo? Además de que en realidad, con los trabajos, solemos vernos menos que de adolescentes en muchas ocasiones.

En fin, que al final, comenzamos a fabricar excusas para no decir lo que sentimos, lo que queremos, lo que nos disgusta, etc. Porque si rechazamos a nuestra pareja —o nos rechazan— cuando hay ganas de sexo y ocurre siempre, es que hay algo que pasa. Y suelen ser causas triviales pero que poco a poco generan un conflicto mayor. Nos resulta más fácil decir: es que vengo cansada y necesito dormir, es muy tarde, los vecinos pueden escucharnos, si se despiertan los niños y nos pillan, estoy estresada, que yo soy más de día o más de noche —según la hora a la que nos lo pidan—, es que llego tarde al trabajo, que si la abuela fuma...

Cualquier excusa es válida antes de pensar en que algo nos puede estar pasando, de tomar conciencia de nosotras mismas y poner solución. E incluso cuando nos preguntan que si estamos bien, solemos enfadarnos porque, ¿qué nos va a pasar?

Una pareja confesó en un taller que ella, después de comer, se ponía muy cachonda y con muchas ganas de follar, y que él sin embargo ni pizca de ganas. Que cuando tenía 20 años no había problema, pero que ahora que estaba cerca de los 40 años era distinto.

¿Creéis que de verdad es distinto? ¿Qué la edad puede influir en el deseo? Hablamos de deseo y no de acrobacias o aguante, que sí que podría influir más. Creo que bastó una vez que dijera que no por la razón que fuese y en lugar de preguntarse por qué no quiso, buscó una justificación: ya no es lo mismo con mi edad. Y entonces se lo creyó y repitió excusa a la siguiente vez. En lugar de pensar que fue algo puntual o que a lo mejor no le gustaba tanto hacerlo después de comer pero lo hacía por complacer y ahora no le apetecía. Y le resultaba más fácil achacarlo a la edad que admitirlo y decirle a su pareja la verdad.

Y en mi opinión es lo que hacemos. Nos justificamos. Como si fuese malo tanto querer como no querer. Porque la otra mitad de la pareja que sí quiere, que sí desea follar, también se sentirá mal por pedirlo... y terminará reprimiendo sus ganas respetando la falta de ganas en ese momento del otro. Y al final se cree la excusa y ninguno de los dos se plantea cuál es el posible problema porque no creen que exista.

Y a partir de aquí, buscan soluciones de lo que no es por no haberse sincerado. Porque una cosa es falta de deseo y otra muy distinta pocas ganas de desear. Y a eso se le conoce también como pereza sexual, monotonía o falta de recompensa. La falta de deseo se puede recuperar o incluso se puede armonizar el deseo con la pareja cuando los ritmos son diferentes —porque somos individuos únicos y no tenemos que ser máquinas sincronizadas toda la vida— pero cuando utilizamos excusas, solo puedes solucionarlo mirando al interior. Ver qué te hizo rechazar un polvo que antes catalogabas como increíble. Porque no existe ningún ser vivo que renuncie al placer porque sí. Solo se renuncia si hemos sustituido el placer por algo incómodo y asociado el follar con castigo, esfuerzo o malestar.

Así que si eres de las que utilizan alguna de estas excusas para evitar el sexo, mira dentro de ti. Párate y toma conciencia de por qué antes no rechazabas una oportunidad e incluso la buscabas, y ahora justificas las pocas ganas. Después de descubrirlo, seguro que acudir a un profesional te ayudará a recuperar ese deseo que creías perdido. Porque te aseguro que ni niños, ni estrés, ni cansancio, ni vecinos, ni estar al aire libre que pueda verte alguien es capaz de frenar al deseo puro de gozar, de sentir placer.

EXCESO DE ENERGÍA SEXUAL

Casi siempre que hablo de la energía sexual en redes, hablo sobre el bloqueo o la carencia de esta y de cómo hacer para activarla y desarrollarla. Pero un día de preguntas y respuestas en *Instagram,* una buena amiga me lanzó la siguiente pregunta: «¿Qué hacer cuando hay un exceso —o sientes un exceso— de energía sexual? Porque una vez activa y creciendo sin parar dentro de mí, ¿cómo la controlo para que no me controle ella a mí?».

Pues bien, la energía sexual es una energía creadora y muy potente —la más potente de nuestras energías— y su fuerza en parte es debido a que es una energía ilimitada. Es por ello que una vez que la activamos, estará en constante afluencia —a veces más, a veces menos—, por lo que no debemos hablar de exceso, sino de abundancia. Porque cuando aprendemos a enfocar y utilizar esta energía, nunca es excesiva.

Erróneamente se suele creer que esa energía sexual que nos invade, que sentimos y que nos vuelve locas cuando llevamos generándola varios días y sin utilizarla, que con follar bastaría para «vaciarnos».

Y que si no tienes pareja, es una faena. Pero hay personas que tienen pareja, follan, y sin embargo la quemazón, la ansiedad y el cosquilleo que parte de los genitales continúa al rato.

Y es que no tiene nada que ver tener o no pareja, o si follas o te masturbas. La masturbación tiene el mismo efecto a nivel de energía. La energía sexual no sabe si estás o no estás sola.

Y realmente esa ansiedad, esa sensación de «exceso» de energía que no se va al masturbarnos o al follar, se debe a una mala canalización de dicha energía sexual. Y para poder utilizarla en nuestro beneficio y eliminar esa ansiedad, os voy a contar un par de métodos que espero que os vayan bien:

El primer método trata de aumentar la excitación al máximo. Solemos conseguir, ya sea en pareja o en solitario, orgasmos demasiado «genitales», es decir, orgasmos rápidos que nos desahoguen y nos relajen cuanto antes —y más cuando sentimos esa ansiedad, ese exceso que necesitamos vaciar—, y esto provoca que la energía no tenga tiempo de expandirse por nuestro cuerpo y «gastarse». Por lo que tenemos que intentar excitarnos y retrasar el orgasmo —o los orgasmos— el máximo tiempo posible, así, de este modo, la energía comenzará a recorrer todo nuestro organismo, alojarse en cada célula y alimentar nuestras emociones. Además de conseguir un orgasmo más intenso de regalo.

El otro método es un pequeño ejercicio de movimiento de energía sexual. Para este ejercicio, deberás ponerte cómoda en un ambiente agradable y cálido. Y consiste en llevar al clítoris a un estado de excitación a través de la imaginación o, si no es suficiente, estimulando suavemente con la mano —recomendable—. Al espirar —al expulsar el aire— deberás acumular sensaciones orgásmicas en la zona genital —sensaciones de placer evocadas por el pensamiento, como una caricia, un mordisco, imaginar un trío, un beso con tu amor platónico…— y creando mentalmente una sustancia líquida y densa que llena toda la zona de la pelvis. Al inspirar, lenta y profundamente, lleva esa sustancia llena de sensaciones orgásmicas hacia arriba, por la parte delantera del cuerpo dirigiéndola a la cabeza. Súbela en varias respiraciones hasta reflejarla en la coronilla, y una vez allí deja que caiga hasta los pies llenando todo el cuerpo y saciándolo con la

165

sensación placentera de un sosegado y tranquilo orgasmo. Descansa unos segundos y repite el ejercicio. Las repeticiones serán intuitivas, hasta que notes que la excitación en los genitales desaparece por completo.

Este segundo método es más aburrido y difícil que el primero, pero también nos sirve para enseñarle a la energía qué hacer cuando no la estemos utilizando al hacer el amor, pues de este modo, al generar energía, ella misma fluirá por nuestro cuerpo de manera automática, cosa que ahora mismo no conseguimos. Tened en cuenta que la energía sexual no solo es útil para tener una mejor sexualidad, mayor sensibilidad y la sensualidad a flor de piel. Esta energía, al ser ilimitada, también se utiliza para sentirnos enérgicos, alegres, para combatir el agotamiento físico y mental, para reponer la energía agotada en la menstruación, para concentrarnos y un largo etcétera.

Por eso lo ideal es enseñarle a la energía sexual a recorrer nuestro cuerpo libre y de manera automática para que nos dé un extra de energía para el día a día y no se acumule en nuestros genitales provocándonos una necesidad imperiosa de «explotar».

SERGIO, SOLO ME CORRO CON MI JUGUETE

Esta es una pregunta que me hacen mucho y que vengo observando como algo muy frecuente. Sobre todo desde que hubo el *boom* del famoso succionador de clítoris. Fue tal la locura, que se agotaron los *stocks* a nivel europeo. Y, desde entonces, algunas mujeres desarrollan un tipo de dificultad erótica que, aunque sea del todo normal dentro de los bloqueos sexuales, no deja de ser sorprendente y preocupante por su cada vez mayor frecuencia.

Se trata de la imposibilidad de llegar al orgasmo si no es con un succionador. Ni con la masturbación manual —individual o en pareja—, ni con el sexo oral y aún menos con la penetración. Y por esta vez dejaremos a un lado la habilidad y/o altruismo sexual de la pareja.

La mujer ha logrado en los últimos años ser independiente en todos los aspectos de su vida y sobre todo en el plano sexual. Y con el auge de los *tuppersex*, tiendas eróticas especializadas, internet y demás, ha tenido acceso a juguetes que consiguen provocar placer a raudales.

Y si juntamos esto último con el nivel de estrés y con el ritmo de vida ajetreado que suelen gobernarnos, obtendremos una «necesidad exprés» de obtener placer. La falta de tiempo, y en muchas ocasiones de ganas y deseo, provoca que queramos llegar al orgasmo cuanto antes. Muchas veces, en la actualidad, las personas se masturban más para desahogarse, eliminar la tensión o dormir relajadas que por el propio disfrute y recreación en el placer.

Y la repetición de esta dinámica comienza a provocar un bloqueo del que no se es consciente hasta que encuentras una pareja sexual. Y al principio, puede que se achaque la falta de orgasmos en el encuentro con la otra persona a su poca habilidad como amante o a que no se conocen lo suficiente. Porque claro, tú tienes orgasmos increíbles a solas y durante todo el tiempo has estado cachondísima y mojadísima. Así que pensamos que es por el amante. Pero cuando se está con una persona atenta y altruista o se tienen varios amantes y se repite la falta de orgasmo, o por casualidad la masturbación se realiza con las propias manos y pasa lo mismo, se descubre que algo no va bien. Se comienza a ser consciente de que solo se obtiene el orgasmo de una única manera —con juguete— y eso puede llegar a ser muy frustrante.

Porque al utilizar de forma exclusiva un juguete sexual para masturbarse, dejar de jugar y dedicarse tiempo, querer obtener cuanto antes el orgasmo porque es liberador —y porque esos juguetes están diseñados para ello, mérito tampoco debemos quitarles— y que nuestro preciado tiempo es para otras cosas, nos va creando un patrón masturbatorio cada vez mayor hasta bloquear cualquier sensación que no sea una vibración o estimulación determinada y rutinaria en el punto exacto. Y esa sensación de estar muy cachonda al follar es debido a que tu mente asocia el momento al orgasmo que sueles obtener al masturbarte, en lugar de sentir la verdadera excitación —porque anticipas el placer con expectativas— y por eso nunca llega tan ansiado premio. Nos olvidamos de disfrutar, de sentir, de explorar, de estar presentes en cada segundo de lo que vivimos en ese instante.

Y darse cuenta de tener este bloqueo no hace que sea fácil derribarlo. Ser consciente solo es el primer paso. Después viene todo un camino de redescubrirse, de masturbarse con otros métodos y de otras maneras, de explorar el propio mapa erótico, de sensibilizar el cuerpo, de saber dónde y cómo te gusta, de despertar todas las zonas erógenas y sobre todo, de dedicarse tiempo, mucho tiempo. Y todo esto extrapolarlo a la vez, después o cuando surja la ocasión, a una pareja sexual.

Como todo en esta vida, las cosas están hechas para disfrutarlas, no para depender de ellas. Porque en la variedad está el orgasmo.

Epílogo

La importancia de la erótica

La educación sexual integral es muy importante porque nos enseña a relacionarnos de manera sana con otras personas y con nosotros mismos. A conocer la diversidad sexual, entenderla y respetarla. A protegernos no solo de embarazos no deseados o infecciones de transmisión sexual y genital, sino a protegernos de abusos, de relaciones «tóxicas», a no caer en mitos y a muchas cosas más.

Pero tan importante y necesaria es la educación sexual como lo es una educación erótica, tan olvidada como rechazada por algunos sectores de la sexología debido a su carácter subjetivo y porque no se presta a la evidencia científica —tan de moda y tan inquisitiva—. Pero la sexología es una ciencia, y como ciencia observa el hecho sexual humano donde hay cabida para la erótica y sus particularidades. Porque la sexología no es solo psicología o medicina. También es sociología, antropología, filosofía... La sexualidad es un hecho central del ser humano, por lo que abarca todas las esferas, tanto objetivas como subjetivas. Y la erótica como parte de esa sexualidad debería impartirse ya sea implícita en la educación sexual, ya sea explícita e individual. Porque aprender placer es tan importante como aprender a relacionarse con otras personas. Hablamos de aprender a relacionarse con uno mismo. Aprender a disfrutarnos sin tabúes, sin miedos, sin culpa o sin vergüenza de lo que tanto hemos hablado a lo largo de los capítulos.

Sobre todo en la actualidad, donde esta sociedad capitalista nos dirige hacia lo inmediato mediante el estímulo del consumo constante. Por lo que el misterio y la espera ya no excitan la fantasía ni las ganas de jugar. No hay paciencia. Y si no nos sabemos ganadores de antemano, no merece la pena invertir tiempo. Desechando así la erótica.

Necesitamos, o nos han inculcado, la necesidad de obtener rápido. Que es a donde se dirigió el consumo cuando entró en el campo de la sexualidad: abrir una *app* y deslizar la pantalla del teléfono hacia la derecha hasta encontrar un *match*. Incluso el porno tiene un acceso inmediato y gratuito.

¿Dónde quedó la picaresca para hacerse con una peli porno y verla sin que te pillen? ¿Dónde quedó esa excitación de buscarla, esconderla y encontrar un momento para reproducirla a escondidas? Una excitación que era más alta y gratificante que la propia película.

Y ¿dónde quedaron los nervios al acercarse a alguien, temiendo que nos rechazara? ¿Y dónde quedaron la satisfacción cuando aceptaban hablar con nosotros y la excitación porque aún no estaba nada hecho pero que aumentaba a medida que seguíamos jugando?

Pues todo eso forma parte de la erótica. Del placer. Del placer de la erótica. Y el consumo exprés, las *apps* de ligue, internet y la obsesión por saber cuantas más técnicas mejor y aplicarlas sin más, de forma mecánica, nos han robado la erótica.

Por eso es importante la erótica. Aprenderla. Enseñarla. Recuperarla.

Bibliografía

Byung-Chul Han, *La agonía del Eros,* Herder, 2021.

Cabello, F., *Manual de sexología y terapia sexual,* Síntesis, 2010.

Carrobles, J. A., *Biología y psicofisiología de la conducta sexual,* Fundación Universidad Empresa, 1990.

Dodson, B. y Ross, C., *Learn to Orgasm in 4 Acts (English Edition),* Kindle, 2011.

Estupinya, P., *S=EX2: La ciencia del sexo,* Debate, 2013.

Fosela, S., *La Terapia Sexitiva: energía sexual y sanación emocional,* Editorial Cultiva Libros, 2017.

Hostelge, G.: https://pubmed.ncbi.nlm.nih.gov/23981195/

Kent C. Berridge y Morten L. Kringelbach: 2003), pp. 9185-9193, G. Holstege, J.R. Georgiadis, A.M. Paans, L.C. Meiners, F.H. van der Graaf, A.A. Reinders.

Komisaruk , B.R., *La ciencia del orgasmo,* Paidós, 2008.

Komisaruk, B.R., Whipple, B. y Nasserzadehh, S., *The Orgasm Answer Guide,* Johns Hopkins University Press, 2009.

Komisaruk, B.R., *The journal of sexual medicine,* vol. 8, n.º 10, págs. 1822-2830, 2011.

López De Luis, Carolina, Dra., «El circuito cerebral del placer». Revista *La mente es maravillosa* - 25 febrero 2019.

Meston, C. y Buss, D., *Why Women Have Sex?,* St. Martin's Griffin, 2010.

Neurociencia: https://www.ncbi.nlm.nih.gov/pmc/articles/PMC4425246/

Neurosci, J., G. Holstege, J.R. Georgiadis, A.M. Paans, L.C. Meiners, F.H. van der Graaf, A.A. Reinders, *Brain Activation During Human Male Ejaculation, 2003,* pp. 9185-9193.

Rees, P.M., Fowler, C. J., Maas, C. P *Sexual Function in Men and Women with Neurological Disorders.* Lancet, 369 (2007), pp. 512-525.

Sukel, K., *This is your Brain on Sex: The Science behind the Search for Love.* Reimpresión. Free Press, 2012

Wolf N., *Vagina*, Kairós, 2013.